身体养护手册：洗出健康来

邝国华　编著

Shenti Yanghu Shouce
Xichu Jiankanglai

SPM 南方出版传媒
广东科技出版社 | 全国优秀出版社
·广州·

图书在版编目（CIP）数据

身体养护手册．洗出健康来/邝国华编著．—广州：广东科技出版社，2017.5

ISBN 978-7-5359-6724-4

Ⅰ．①身…　Ⅱ．①邝…　Ⅲ．①保健—手册②水疗法—方剂—汇编　Ⅳ.①R161-62②R289.2

中国版本图书馆CIP数据核字（2017）第100054号

SHENTI YNAGHU SHOUCE XICHU JIANKANGLAI

身体养护手册：洗出健康来

责任编辑：黄　铸　杨柳青　李　鹏
封面设计：同文设计
责任校对：陈　翔
责任印制：吴华莲
出版发行：广东科技出版社

　　　　　（广州市环市东路水荫路11号　邮政编码：510075）

http://www.gdstp.com.cn

E-mail：gdkjyxb@gdstp.com.cn（营销）

E-mail：gdkjzbb@gdstp.com.cn（编务室）

经　　销：广东新华发行集团股份有限公司

排　　版：广州市友间文化传播有限公司

印　　刷：佛山市浩文彩色印刷有限公司

　　　　　（广东省佛山市南海区狮山科技工业园A区　邮政编码：528225）

规　　格：889mm×1 194mm　1/32　印张5.5　字数130千

版　　次：2017年5月第1版
　　　　　2017年5月第1次印刷

定　　价：29.00元

内容简介

　　药浴是一种简单、方便、价廉、效验、安全性高、副作用少的中医传统外治方法。本书对药浴的作用原理、操作方法、用具、适应证、禁忌证及注意事项作了简要介绍，着重介绍了内、外、妇、儿、男、骨伤、皮肤、五官等科适宜使用药浴疗法的病种84个，药浴方剂共148首。每个药浴方均列明材料、制法、效用及应用提示，并配以材料图片以便读者对照参考。

　　本书通俗易懂，图文并茂，既具科学性，又具实用性，易于普及和推广。适合大众防病治病、养生保健之用。

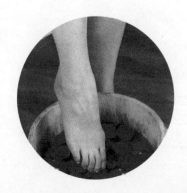

目　录

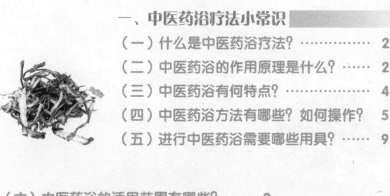
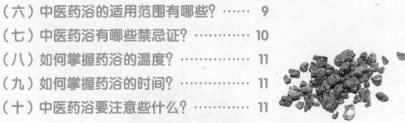
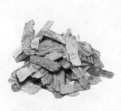

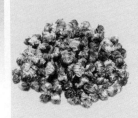

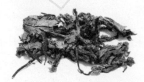

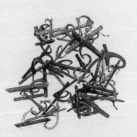

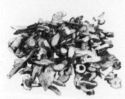

健康来系列

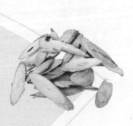

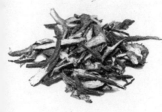

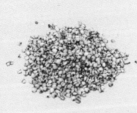

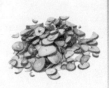

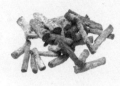

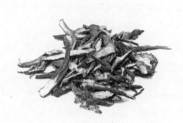

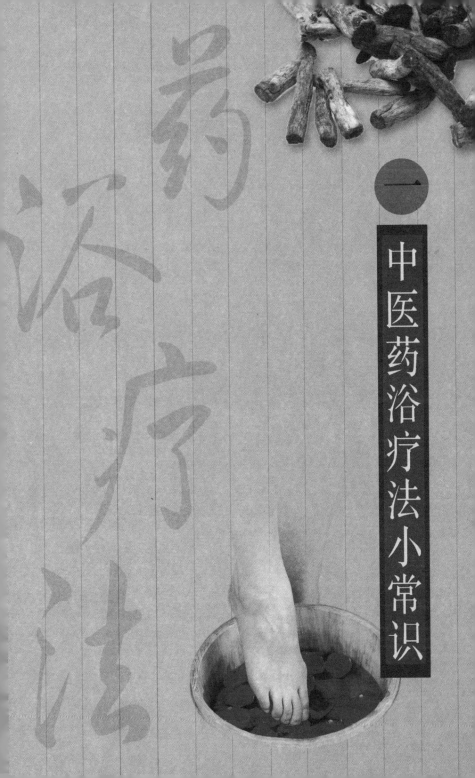

药浴疗法

一

中医药浴疗法小常识

（一）什么是中医药浴疗法？

中医药浴是中医外治疗法的重要组成部分，是水疗法的一个分支。它是以中医基本理论为指导，根据不同的病症，用中药煎汤，选择适宜的温度，通过一定的方法，洗浴全身或局部，以达到疏通经络，调和气血，平衡脏腑机能，从而达到治疗疾病、强身健体和美容美颜目的的一种治疗方法。药浴疗法由于具有适应证广、作用迅速、方法简单、易学易用、使用安全、毒副作用少的特点，易为患者接受。特别是对于一些年老体弱之躯，攻补难施、食药困难之时，外洗更显其独特的优势。

（二）中医药浴的作用原理是什么？

药浴疗法以中医整体观念和辨证论治思想为指导，根据不同病症，运用各种方法将药物煎煮后，浴洗身体的不同部位，以起到疏通经络、调和气血、解毒化淤、扶正祛邪的作用，使失去平衡的脏腑功能得以重新调整和改善，从而促进机体功能的恢复，达到治病保健的目的。药浴的主要作用原理可分为整体作用和局部作用。

1. 整体作用

整体作用是指在某一特殊部位施以药浴，通过药物的吸收或局部刺激所引起的整体药理效应或全身调节作用。药浴时药物透过皮肤、孔窍、腧穴等部位直接吸收，进入血络经脉，输布全身，以发挥其药理作用。例如，沐足治疗高血压、失眠等症，就是用药液对足部进行浸泡，通过皮肤吸收、腧穴刺激、经络传输等的协同作用而达到治疗的目的。整体作用的具体途径包括有皮肤吸收、经络调节、脏腑输布、物理刺激、药物作用等。

（1）皮肤吸收

人体皮肤面积大，毛孔多。皮肤除有屏障作用外，还有排泄和透皮吸收等作用。现代研究表明：药浴时药物可透过皮肤、黏膜、汗腺、毛囊、角质层、细胞及其间隙等的运转吸收而起效。一般药物若能透过表皮，都容易被真皮吸收。同时避免了口服药物对胃肠道及肝脏的损害和影响。熏洗时，湿润的药物能增加水合作用和皮肤的通透性，其药物透皮率可增加4~5倍，皮肤温度的升高可加速局部或全身的血液循环，也可加速皮肤对药物的吸收。

（2）经络调节

人体是一个有机的统一整体，十二经脉内属于脏腑，外络于肢节，遍布全身，与体表皮肤、五官九窍、四肢等紧密相连，同时又能行气调血、濡养筋脉、通利关节。现代研究表明，人体的神经体液调节，血液循环，网状内皮系统均在经络受刺激时产生相应的反应，促使大脑皮质发出神经反射。因此，药物对皮肤的刺激，通过经络系统的调节而起到纠正脏腑机能紊乱、治疗疾病的效果。

（3）脏腑输布

体表与脏腑通过经络的相连而表里络属。当不同的药物贴近皮肤，其药物的气味、作用由经络传入脏腑，再通过脏腑的输布作用，布散到五脏六腑以及四肢百骸，从而达到防治疾病、健体养生的目的。

（4）物理刺激

药浴能使皮肤温度升高，皮肤毛细血管扩张，促进血液及淋巴液的循环，改善局部营养状态，加快新陈代谢产物排出，有利于血肿和水肿的消散。

（5）药物作用

药浴是用药液对全身或局部进行洗浴，其洗浴过程也是药物直接作用于皮肤的过程。经现代药理学研究表明，众多的中药对细菌、真菌、衣原体、病毒等病原体有抑制、破坏作用，而且在同一药物中甚至有多种物质对真菌、细菌感染等疾病有治疗作用，如金银花、板蓝根、贯众、毛冬青、黄芩、百部、苦参等，因此药浴可起到直接抑制及杀灭病原体的效果。

2. 局部作用

局部作用是指药浴对病变部位所产生的治疗和保健作用。如苦参、百部、黄柏、蛇床子等中药，具有清热解毒、收敛止痒的作用，用于外洗，可加速湿疹、皮炎的收敛。又如黄芪、三七等药物，局部外用可改善创面的血液循环，加快其新陈代谢，从而促进愈合。这些都是药物对病变部位的局部作用表现。其原理是药浴将药物作用于局部组织，使局部组织内的药物浓度高于其他部位，故局部疗效明显，而且收效迅速。药物及温热作用可以使局部血管扩张，促进血液循环，改善周围组织的营养，从而达到杀菌消炎、清热消肿等目的。

（三）中医药浴有何特点？

1. 直接接触，起效迅速

药浴疗法所使用药物的有效成分直接透过皮肤、黏膜进入组织、肌肉、经络而直达病灶，这时局部组织内的药物浓度明显高于其血液浓度，药液中的有效成分得以充分吸收。因而药浴对于皮肤肌表疾患的治疗比内服药物更具优势，且起效迅速。

2. 简便廉验，易于推广

药浴治疗大多不需要特殊或昂贵的仪器和设备，所使用药物亦多为天然中草药，很多在农村的患者甚至可以就地取材，如村前屋边的紫苏、艾叶等，有些甚至是普通的食材，如姜、葱、盐、醋等，取材简单，使用方便，基本不受环境、条件的限制。而且价格低廉，疗效确切。药浴的方法也简单，即便是患者本人或家属，只要依照配方就可以在家庭中使用，易于推广。

3. 适应证广，安全性高

中医药浴经历从古到今的不断发展，从最初的皮肤疾病、筋骨损伤等较为单一的优势病种发展到目前不但适用于内科、外科、妇科、儿科、男科、五官科等各科疾病，还被广泛用于疾病预防、美容美发、养生保健等方面，临床适应证非常广泛。

药浴疗法属于外治法，药物经皮肤、黏膜直接吸收而起效，经血液及淋巴循环带到全身的药物较少，因而其血药浓度较低，与内服药相比，避免了肝肾分解药物毒性的负担和药物对消化道的刺激。治疗时只要注意有毒药物的使用、水温的调节等问题，使用是安全的。

（四）中医药浴方法有哪些？如何操作？

方法		定义	操作方法	适应病症	注意事项
全身药浴法	沐浴法	沐浴法是将身体浸泡在药液中进行洗浴，借助水的温热和药物本身的作用，以达到治疗疾病的一种方法	根据不同病症，选取药物，制成汤剂，把药液加入到沐浴用的热水中，趁热洗头及全身。也可将药物打碎，装入布袋中，放入热水中浸泡一定时间，然后进行沐浴。每日1~2次，每次15~30分钟	感冒、咳嗽、风湿性关节炎、类风湿性关节炎、腰腿关节疼痛、筋腱肌肉扭挫伤、风疹、麻疹、水痘透发不畅、皮肤湿疹、体癣、皮肤瘙痒症、小儿麻痹后遗症等	①沐浴药液的温度要适中，避免烫伤；②沐浴时要注意避风寒，浴后注意保暖；③心肾功能不全、主动脉瘤、高血压、高热大汗淋漓及有出血倾向者禁用本法

续表

方法		定义	操作方法	适应病症	注意事项
全身药浴法	熏蒸法	熏蒸法又称中药蒸汽浴，是利用药物加水煮沸后所产生的药蒸汽进行治疗的一种方法	根据不同病症，选取药物，在密闭的小室中，将药物加热煮沸，蒸发气体，患者裸露（只穿内衣裤）或坐或卧于室中，进行熏蒸。每日或隔日1次，每次15~30分钟	慢性风湿性疾病、运动系统疾病、高血压、皮肤瘙痒症、肥胖症等	①室内蒸汽以温热舒适、不烫皮肤为宜；②注意避风保暖，防止受寒；③急性炎症、恶性肿瘤、癫痫、慢性肺心病、心功能不全者禁用本法
局部药浴法	熏蒸法	亦即局部蒸汽疗法，是利用药物的蒸汽对病变的某一部位进行熏蒸，以促进局部症状缓解和功能康复的一种治疗方法	根据不同病症，选取药物，制成汤剂，放入容器中（可放入恒温加热器），将患部置于容器上，使蒸汽直接与患处接触。每日1~2次，每次15~30分钟	各种角膜炎、某些骨伤科疾病，如落枕、颈椎病、肩周炎、软组织劳损、骨关节炎、四肢骨折后期等	①注意温度的调节，以温热舒适为宜，避免烫伤皮肤；②眼部有新鲜出血者禁用本法
	熏洗法	熏洗法是先利用药物煮沸时的热蒸汽熏蒸患处，待药液适温后再以药液淋洗局部的一种治疗方法	根据不同病症，选取药物，制成汤剂，放入容器中，将患处置于容器上，外罩毛巾或布单，趁热熏蒸患处，待药液适温时，用药液淋洗或浸洗患处。每日1~2次，每次30分钟左右	眼科疾患、外阴瘙痒、痔疮、骨折中后期、筋腱劳损等	①掌握好患处与容器的距离，使蒸汽热度适中，以免烫伤皮肤；②熏蒸时加盖毛巾或布单，以防药液蒸汽走散；③眼部新鲜出血性疾病、化脓性疾病、恶性肿瘤者禁用本法

续表

方法		定义	操作方法	适应病症	注意事项
局部药浴法	浸洗法	浸洗法是用药物煎煮取液，浸洗患处的一种治疗方法	根据不同病症，选取药物，煎煮取液，待药液适温时浸洗患处。每日1~2次，每次30~60分钟左右	各种癣症、皮炎、湿疹、跌打损伤之筋骨疼痛、风寒感冒汗出不畅者	治疗时要注意保暖，特别是冬季，要避免受寒受风，浸洗后要及时将局部擦干
	浴足法	浴足法亦即洗脚疗法，是用药液浸泡洗脚以达到治疗疾病的一种方法	根据不同病症，选取药物，煎煮取液，置于盆中，待药液适温时浸洗双足，浸泡时可同时用手或器具摩擦双足穴位，每日1~2次，每次20分钟左右	高血压、失眠、足跟痛、踝关节扭伤、脉管炎、足部冻疮、足部跌打损伤、足部痛肿疮疡、香港脚等	①注意水温，以防烫伤；②浴足用水量以浸至双足踝部为宜；③浴足后及时擦干足部，并注意避寒保暖
	渍溃法	渍溃法是以药物煎汤后，乘热用毛巾蘸药液渍溃患处的治疗方法	根据不同病症，选取药物，煎煮取液，待药液温热时用毛巾蘸药液渍溃患处。渍溃次数及时间依据病情而定	四肢远端的痈疽疮疡见初起肿痛或溃后脓水淋漓、或腐肉不脱，以及皮肤病渗出明显、瘙痒、脱屑者	①药液温度要适中，不可过热，以免烫伤皮肤；②冬季要注意保暖，治疗后要立即擦干局部
	淋洗法	淋洗法又称淋射法，是用药液不断喷洒患处的一种治疗方法	根据不同病症，选取药物，煎煮取液，趁热装入喷壶内，不断地喷淋患处。每日淋洗2次，每次可喷淋2~3遍	痈疽疮疡及跌打损伤所致的局部肿痛	①用于溃疡时，已淋过的药液不可重复使用，以防感染；②冬季淋洗时要注意保暖，治疗后应及时擦干患处

续表

方法		定义	操作方法	适应病症	注意事项
局部药浴法	冲洗法	冲洗法是以药液反复冲洗患部的一种治疗方法	根据不同病症，选取药物，煎煮取液，待温度适宜时，用药液反复冲洗患处。每天冲洗次数视病情而定	多用于五官科疾病、妇女生殖系统疾病及外科疮疡后期，脓肿已溃，脓水较多者	注意药液温度不宜过高，以免烫伤皮肤
	擦洗法	擦洗法是以药液擦洗患处的一种治疗方法	将药物加水浓煎，去渣取液，待药液适温时擦洗患处。每天擦洗次数视病情而定	用于各种疣症，最好擦破表皮，以微觉疼痛效果为佳	由于有创口，药液一定要煮沸，不能加入未经煮沸的生水，以防感染
	湿敷法	湿敷法是用纱布浸吸药液，敷于患处的一种治疗方法	根据病情，选取药物，浓煎取汁，待药液凉后用纱布（4～8层）放入药液中浸透，挤去多余药液，以不下滴为度，敷于患处，每1～2小时换药1次，皮肤渗液不多者可3～4小时更换1次	急慢性皮肤病渗出较多，或脓性分泌物多的皮损或创面，或伴有轻度痂皮性损害、溃疡脓腐、烧伤脓液较多的创面	①湿敷时要注意保持敷料与创面的清洁；②由于有创面，湿敷的药液一定要煮沸，以免感染
	坐浴法	坐浴法是将药液置于盆中，让患者坐于其中使药液直接浸泡肛门及外阴的一种治疗方法	根据不同病症，选取药物，煎煮取液，待药液适温时坐浴浸洗患处。每日1～2次，每次30分钟左右	痔疮、脱肛、肛门湿疹、外阴瘙痒、各种男科疾病、子宫脱垂等	①注意掌握药液温度，以免烫伤；②妇女月经期及妊娠期禁止坐浴

续表

方法		定义	操作方法	适应病症	注意事项
局部药浴法	含漱法	含漱法是用药液漱涤口腔的一种治疗方法	根据不同病症，选取药物，煎煮取液，待药液适温时用药液漱涤口腔，每日4~6次	用于口腔、咽喉等疾患，如牙痛、口臭、牙周脓肿、急慢性咽喉炎等	含漱药液不宜过热，以免引起疼痛

（五）进行中医药浴需要哪些用具？

进行药浴的用具较为简单，主要有：

①药罐，用于煎煮药液。

②大小适宜的盆或桶，用于盛载药液进行局部或全身的熏洗、浸泡或淋浴。以木、陶瓷、搪瓷、不锈钢等的材质为佳。

③桌子或木凳，用于放置肢体或熏洗容器。带圆孔的椅子，用于下阴及肛门的熏洗。

④小喷壶，用于淋洗患处。

⑤洗眼杯，用于眼部的冲洗。

⑥毛巾，大小若干条，用于熏洗蘸药、擦洗以及熏洗后肢体保暖。

⑦取暖设备，用于冬季药浴时防寒保暖。

（六）中医药浴的适用范围有哪些？

中医药浴的适应范围较广，涵括了临床多个科别，主要有：

内科：感冒、咳嗽、头痛、失眠、高血压、中风后遗症、面瘫、痛风、尿道感染、慢性结肠炎、便秘等。

外科：乳腺炎、痔疮、脱肛、褥疮、冻疮、丹毒、脉管炎、慢性阑尾炎等。

妇科：痛经、产后风、产后缺乳、急性乳腺炎、乳腺增生、慢性盆腔炎、阴道炎、子宫脱垂等。

儿科：新生儿黄疸、小儿夏季热、小儿感冒、小儿腮腺炎、小儿汗症、麻疹、水痘、痱子、奶癣、尿布皮炎、小儿麻痹后遗症等。

男科：急慢性前列腺炎、前列腺增生、包皮龟头炎、睾丸炎、阴囊湿疹、遗精、阳痿、早泄等。

骨伤科：骨折、筋腱挫伤或劳损、落枕、肩周炎、网球肘、腰椎间盘突出、骨质增生等。

五官科：急性结膜炎、麦粒肿、化脓性扁桃腺炎、急慢性咽炎、复发性口疮、牙痛、口臭等。

皮肤科：各类湿疹、皮炎、癣症、带状疱疹、汗斑、疥疮、脓疱疮、荨麻疹、寻常性鱼鳞病、斑秃、手足汗症、湿疣、淋病等。

近年，随着中医药浴的不断发展，药浴还被广泛用于美容、美发、纤体以及预防疾病、养生保健等领域。

（七）中医药浴有哪些禁忌证？

①急性传染病、严重心脏病、严重肾脏病、主动脉瘤、有出血倾向的疾病禁用。

②恶性肿瘤、眼部新鲜出血性疾患。

③妇女妊娠期、月经期间禁止进行坐浴及外阴熏洗治疗。

④有药物过敏史者慎用。

⑤饱食、饥饿及过度疲劳时，不宜进行熏洗疗法。

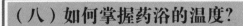

（八）如何掌握药浴的温度？

药浴时要根据不同的洗浴方法掌握药液的温度。熏蒸时，药液温度可稍高些，治疗时患处距离液面要适当，可根据感觉调整，以能耐受为度；浸洗时药液的温度要适宜，以35℃～40℃为佳。药液太热会烫伤皮肤，药液太凉会使肢体受凉而影响疗效。治疗寒证或虚证疾病时药液温度可稍高，以可以耐受或感舒适为度。治疗热性病症时，水温可稍凉。冬季，药液会因气温而容易变凉，可加热后再用。

（九）如何掌握药浴的时间？

药浴的治疗时间一般以30分钟左右为宜，熏蒸、雾化吸入、含漱、淋洗等时间可稍短，一般为15～20分钟左右。局部浸泡、全身浸泡、溻渍等时间可稍长，以30～45分钟左右为宜。可根据病情或季节来掌握。病程长、病情重的治疗时间可相对延长，病情轻的，治疗时间可相对缩短。夏季治疗时间可稍长，冬季天气冷，容易着凉，治疗时间可稍短。

药浴的次数一般以每天1～2次为宜，若为含漱每天可增加至4～6次，若全身浸泡的每天1次便可。具体次数的多少可根据病情来决定或遵医嘱。

（十）中医药浴要注意些什么？

①中医药浴属于暴露疗法，治疗时要注意室内保温和保持一定的空气流通。冬季要注意保暖，夏季要避免吹风。洗浴后要注意擦

干药液，保持皮肤干爽，穿好衣服稍加休息后再外出，以避免感受风寒。

②过度劳累之后以及饭前、饭后30分钟内不宜进行全身洗浴。饭前及过度劳累之后，体内能量相对不足，加上洗浴时大量出汗，易引起低血糖而造成虚脱；饭后立即进行洗浴，由于周围毛细血管扩张，导致胃肠道血液减少，不利于消化，甚至可引起胃肠不适、恶心、呕吐等现象。

③进行全身洗浴前可先饮一杯白开水，以免因洗浴时出汗过多而脱水。同时洗浴时间也不宜过长，避免因大量出汗，体液丢失过多，导致循环血量减少而发生晕厥。如患者在洗浴过程中感到头晕、胸闷等不适时，应立即停止洗浴，擦干身体，穿好衣服，卧床休息，并可给患者喝些温水或白糖水以缓解症状。

④患有皮肤溃疡、皮肤破损、化脓性疾病的患者，在淋浴、冲洗时，其药液不能重复使用，以免加重感染。

⑤妇女在月经期内及妊娠期间禁止坐浴或熏洗阴部。

⑥做好器械消毒，严格执行一人一器，避免交叉感染。

⑦用于药浴的药液配制应根据病情，严格按照方剂和制法进行，以便充分发挥药效。药液最好现配现用，不要留隔夜，特别是夏季，以免变质而影响疗效。

二

各

论

健康来系列

（一）内科

1. 高血压

高血压病是指在静息状态下动脉收缩压/或舒张压增高（≥140/90mmHg），常伴有脂肪和糖代谢紊乱以及心、脑、肾和视网膜等器官功能性或器质性改变的全身性疾病。临床多伴有头痛、头晕、心悸、耳鸣、失眠、健忘、易怒等症状。本病属于中医"眩晕"的范畴。中医认为高血压多因风、火、痰、淤、虚等因素，导致脏腑功能失调，引致肝风内动、肝阳上亢而发病。采用具有平肝潜阳、通络降压作用的中药进行沐足，通过药物的循经作用，可收到满意的降压效果。

方1
钩藤冰花降压沐足液

材料：

钩藤30克，菊花20克，薄荷10克。

制法：

钩藤、菊花、薄荷加水2 500毫升，煮沸5分钟，去渣取液，待药液适温后浸泡双足20～30分钟，每日1～2次。

效用：

清肝降压。

用于高血压属肝风、肝火引起的头晕头痛，目赤眼涩，口苦咽干，尿黄者。

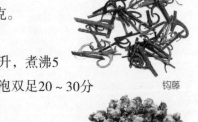

钩藤

菊花

薄荷

一 各论

提示:

钩藤清肝熄风,降血压;菊花清肝明目;薄荷疏风清热。由于钩藤、菊花、薄荷3种药物中的有效降压成分均易挥发,因而不宜久煎,以免失效。各药一同煎水于睡前浸泡双足,通过对足部穴位的温通以及药物的循经作用,达到降低血压的目的。

方2
丹桑牛膝降压沐足液

材料:

丹参30克,桑枝30克,牛膝30克。

制法:

将丹参、桑枝、牛膝加水2 500毫升,煮沸5分钟,去渣取液,待药液适温后浸泡双足20～30分钟,每日1～2次。

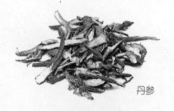
丹参

效用:

活血行淤,通络降压。

用于淤阻经脉、窍络不通的高血压见头晕头痛,舌暗有淤点者。

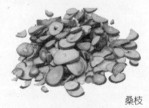
桑枝

提示:

丹参活血化淤,凉血,安神,丹参善治血分,能去滞生新,调经顺脉,降而行血,对血淤、血热之症有良效;桑枝祛风

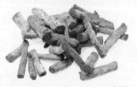
牛膝

湿、利关节、行水气,能通利关节而降压;牛膝活血通经,引火下行而降压。三者同用,既能活血行淤通经络,又可引火下行降血压。煎水沐足,通过对足部穴位的温通以及药物的循经作用,可起到有效的降压作用。

2. 痛风

痛风是人体嘌呤的新陈代谢发生了紊乱，尿酸的合成增加或排出减少，造成高尿酸血症，当血尿酸浓度过高时，尿酸即以钠盐的形式沉积在关节、软组织、软骨和肾脏中，引起组织的异物炎性反应。痛风以关节红、肿、热、痛反复发作，关节活动受限，血尿酸高于420mmol/L为主要临床表现。痛风相当于中医的"痛痹"、"历节"的范畴，多由风湿热邪阻滞经络关节所致。采用中药湿敷或浸泡可收到满意效果。

方1
豨莶消肿止痛洗剂

材料：

豨莶草30克，黄柏30克，络石藤30克，丝瓜络30克，食盐20克。

制法：

豨莶草、黄柏、络石藤、丝瓜络加水3 000毫升，煮沸20分钟，取药液，加入食盐，搅拌致盐溶化，待适温后浸泡患处，每次15～20分钟，每日1次。

效用：

清热通络止痛。

用于湿热痹阻型痛风性关节炎引起的关节红肿热痛者。

提示：

豨莶草能祛风湿，利关节，强筋骨；黄柏

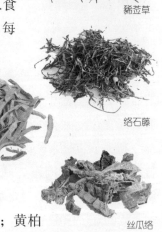

豨莶草

络石藤

黄柏

丝瓜络

清热解毒，利湿消肿；络石藤清热通络，凉血止痛；丝瓜络清热凉血，解毒消肿，通络止痛。各药合用，既能清热消肿，又能通络止痛，对痛风性关节炎引起的局部红肿热痛有良效。痛风是嘌呤代谢紊乱引起的全身性疾病，在局部治疗的同时，要注意控制酒类、海鲜类、菇类、豆类及高嘌呤蛋白质食物的摄入，可有效控制尿酸，以防痛风性关节炎反复发作。

方2
薏银痛风洗剂

材料：

薏苡仁50克，银花藤30克，赤芍30克，田七20克。

制法：

将薏苡仁、银花藤、赤芍、田七加水3000毫升，煮沸20分钟，取药液，待适温后浸泡患处，每次15~20分钟，每日1~2次。

效用：

清热通络，行淤止痛。

用于淤热型痛风性关节炎见关节红、肿、热、痛，入夜尤甚者。

提示：

薏苡仁清热利水，渗湿通络；银花藤清热解毒，通络止痛；赤芍清热凉血，通络行淤；田七散淤止血，消肿止痛。各药

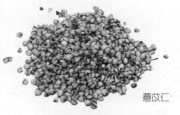

薏苡仁

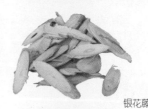

银花藤

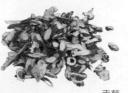

赤芍

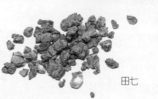

田七

17

煎水浸泡患处，既能行淤通络，又能消肿止痛，是缓解痛风性关节炎之热肿疼痛症状的有效洗剂。

3. 面神经炎

面神经炎又称面神经麻痹，常于受风、受寒后突发，以患侧表情肌瘫痪，额纹消失或减少，眼睑闭合不全，鼻唇沟变浅，口角下垂，舌前2/3味觉减退，鼓气时漏气为主要表现。中医认为面神经炎多因气血不足，络脉空虚，风寒之邪阻客而致。采用中药熏蒸或药液热敷可收到满意效果。

方1
通络牵正洗液

材料：

白附子20克，僵蚕20克，艾叶20克，生姜50克，葱30克，米酒20毫升，食盐20克。

制法：

白附子、僵蚕、艾叶、生姜、葱加水1 500毫升，煮沸10分钟，取药液，加入米酒、食盐，乘热熏蒸患侧面颊，待药液适温后，用小毛巾沾药液湿敷患侧面颊，每次15分

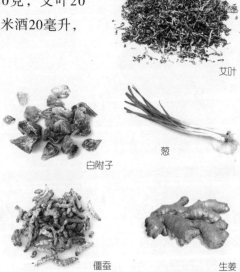

艾叶

葱

白附子

僵蚕

生姜

钟，每日1～2次，7日为1疗程。

效用：

祛风通络。

用于寒邪阻滞经络引起的面神经炎见口眼歪斜者。

提示：

白附子祛风痰，定惊搐，对风痰阻络引起的口眼歪斜、语言蹇涩、痰厥头痛等有效，但本品有毒，要注意用量，避免内服或入眼；僵蚕祛风通络；艾叶温经散寒、祛淤滞、通经络；姜、葱均能温经通络；米酒散寒气、行淤滞、通经络。七者合用，既祛风化痰通经络，又温经散寒行淤滞，借助药物的热力和透皮作用，使药力直达病灶而发挥作用。是面神经炎早期的有效洗剂。

方2
芪防双白熏洗液

材料：

黄芪30克，防风20克，白芍30克，白芷20克，川芎15克，蜈蚣2条。

制法：

黄芪、防风、白芍、白芷、川芎、蜈蚣加水2 000毫升，煮沸20分钟，取药液，乘热熏蒸患侧面颊，待药液话温后，用

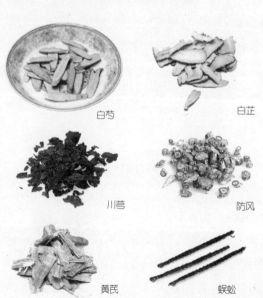

白芍

白芷

川芎

防风

黄芪

蜈蚣

小毛巾沾药液湿敷患侧面颊，每次15分钟，每日1～2次，7日为1疗程。

效用：

益气活血，祛风通络。

用于面神经炎的中后期。

提示：

面神经炎的治疗早期以祛风通络，中后期则宜在祛风通络的基础上加以益气活血，使气充血旺，经络得养，血脉流畅，面瘫得以恢复。黄芪益气固表，生肌通络；防风祛风解表，胜湿解痉；白芍养血通脉缓急；白芷祛风散寒，通窍；川芎活血行淤，畅通血脉；蜈蚣搜风通络，息风解痉。各药一同煎水外洗，通过药物的温通和透皮作用，可有效帮助面瘫的恢复。

4. 中风后遗症

中风后遗症是指中风急性期过后，由于脑组织受损，功能一时难以恢复而遗留的肢体乏力、麻木、肿胀、感觉障碍及肢体拘急痉挛或松弛瘫痪等功能性障碍。中医认为中风后遗症多因风、火、痰、淤痹阻脉络、络脉不通、肢体关节、筋骨肌肉失养而致。采用中药熏蒸、浸泡、热敷等可收到满意效果。

方1

桑归黄龙红花洗液

材料：

桑枝50克，当归尾20克，黄芪20克，地龙20克，红花20克。

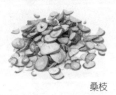

桑枝

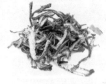

当归尾

制法：

桑枝、当归尾、黄芪、地龙、红花加水3 000毫升，煮沸20分钟，取药液，待适温后用毛巾沾药液敷患侧肢体，亦可用药液直接浸泡患肢，每次15~20分钟，每日1次，7日为1疗程。

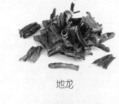

黄芪　　　　　　地龙

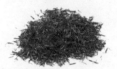

红花

效用：

益气行瘀，活血通络。

用于中风后遗症引起的肢体活动乏力，筋脉拘挛，肌肉萎缩者。

提示：

桑枝祛风通络，缓解筋脉拘挛；当归尾活血行瘀，疏通经络；黄芪益气固表，生肌通络；地龙祛风通络，解痉缓急；红花活血行滞通络。各药合用，既能益气行瘀滞，又能活血通经络。通过药物的透皮作用，对肢体偏瘫，关节拘挛，肌肉萎缩等中风后遗症有理想的治疗效果。

方2
红菊天麻洗头液

材料：

红花10克，菊花20克，天麻15克，钩藤30克。

制法：

红花、菊花、天

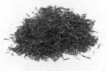

红花

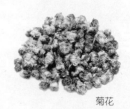

菊花

麻、钩藤加水2 000毫升，
煮沸10分钟，取药液，待
适温后洗头。亦可用毛巾
沾药液热敷头部，每次15
分钟，每隔2日1次，7日为1疗程。

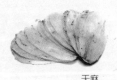

天麻

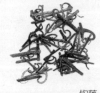

钩藤

效用：

息风通络，行淤通窍。

用于中风后遗症见头晕、头痛，语言不利，烦躁口苦者。

提示：

红花活血行淤，畅通窍络；菊花清肝明目；天麻祛头风、止头痛；钩藤清热平肝，息风定惊，并能降压。各药同用，既能行淤滞而通窍醒脑，又能通经络而息风解痉。煎水洗头，可有效缓解中风后遗症引起的头晕眼花，帮助语言恢复。

5. 雷诺病

雷诺病以四肢远端间歇出现发白、青紫、潮红或感觉异常，可伴有针刺样疼痛，严重的可致指端萎缩或坏死。雷诺病属于中医"痹证"范畴，多因寒邪阻滞经络，血行不畅所致。采用中药熏蒸及浸泡可收到满意效果。

细归川桂洗液

材料：

细辛20克，当归尾20克，川乌20克，桂枝20克，米酒30毫升。

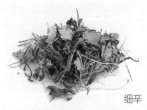

细辛

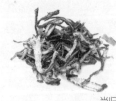

当归尾

制法：

细辛、当归尾、川乌、桂枝加水2 500毫升，煮沸15分钟，取药液，加入米酒，乘热熏蒸患处，待药液适温后，浸泡患处，每次30分钟，每日1～2次，7日为1疗程。

川乌

效用：

散寒通络，活血通脉。

用于寒凝血淤引起的肢端冰凉发白，或青紫，或麻痹刺痛者。

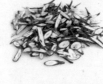

桂枝

提示：

细辛散寒，通痹止痛；当归尾活血，行淤通脉；川乌祛风除湿，温经止痛，对风寒湿痹有良效；桂枝温经通阳，散寒通络；米酒温通经络。五者合用，既散寒通络，又活血止痛。通过药物的熏蒸及浸泡，使药力直达病灶而起效。本方当归尾活血行淤，川乌、细辛有小毒，故药液忌入眼、口，孕妇忌用。

6. 失眠

失眠是指入睡困难，时睡时醒，醒后不易再睡，甚或彻夜不眠，连续4周以上，常伴有多梦、心烦、头昏、头痛、心悸健忘、神疲乏力等症。失眠属于中医"不寐"的范畴。多因心肝火盛，上扰神明而致。采用中药浸泡，利用药物的循经作用可收到改善睡眠的效果。

方1 磁茱安神泡足液

材料：

磁石30克，吴茱萸20克，夜交藤30克。

制法：

磁石、吴茱萸、夜交藤加水2 500毫升，煮沸20分钟，取药液，待适温后浸泡双足20～30分钟，每日1次。

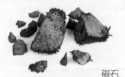

磁石

效用：

安神志，助睡眠。

用于各种原因引起的睡眠欠佳者。

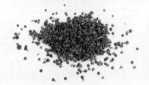

吴茱萸

提示：

磁石镇静安神，平肝潜阳，帮助睡眠；吴茱萸降逆降压；夜交藤镇静安神，帮助睡眠。各药一同煎水泡足，通过药物的循经和局部刺激作用，达到改善睡眠的目的。

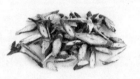

夜交藤

方2 三花怡神沐足液

材料：

茉莉花10克，菊花10克，素馨花10克，薄荷叶10克。

制法：

将茉莉花、菊花、素馨花、薄荷叶置于盆中，注入沸水，浸泡，待药液适温后浸泡双足20～30分钟，每日1次。

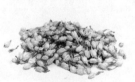

茉莉花

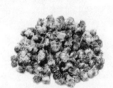

菊花

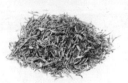

素馨花

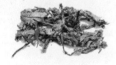

薄荷叶

效用：

清肝解郁，怡神安睡。

用于肝郁、肝火引起的睡眠欠佳，心烦易怒，烦躁梦多者。

提示：

茉莉花平肝清火，行气解郁；菊花散风清热，平肝醒脑；素馨花行气解郁；薄荷叶疏风散热，清凉怡神。本方药物均为轻清之品，不宜久煎，只需用沸水浸泡即可，既省时，又方便。于睡前沐足，可有效帮助睡眠。

7. 头痛

头痛是指以自觉头部疼痛为主要表现的病症。中医认为头痛多因风、火、痰、淤、虚等因素导致脉络受阻，神明受累，清窍不利而发病。头痛相当于西医的偏头痛、紧张性头痛、三叉神经痛、外伤后头痛等。采用中药洗头，通过药物的透皮作用可收到满意效果。

方1
桂姜祛寒洗头液

材料：

桂枝30克，生姜100克。

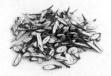

桂枝

制法：

桂枝、生姜（拍烂）加水2 500毫升，煮沸15分钟，取药液，待适温后洗头，每日1次。

效用：

温经祛寒止痛。

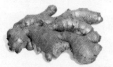

生姜

25

用于风寒头痛见头痛骤起，痛连项背，畏风恶寒，遇风寒加剧，或见巅顶痛，呕恶者。

提示：

桂枝发汗解肌，温经通络，助阳化气，祛风止痛；生姜疏风散寒，通络止痛。两者合用，辛温散寒，通络止痛，对风寒感冒头痛有较好的缓解作用。本方温通，热证高血压引起的头痛者慎用。

方2
荷花清凉洗头液

材料：

薄荷30克，野菊花30克，钩藤30克，桑叶30克。

制法：

薄荷、野菊花、钩藤、桑叶加水2 500毫升，煮沸15分钟，取药液，待适温后洗头，每日1次。

效用：

疏风热，止头痛。

用于风热感冒、肝阳上亢高血压引起的头胀痛，或头痛如裂，面红目赤，口干口苦者。

提示：

薄荷疏风清热，祛头风，止头痛；野菊花疏风清热，清肿散毒，对风热感冒头痛，肝风、肝火高血压引致的头痛眩晕有良好的清解和止痛效果；钩藤镇肝熄风止

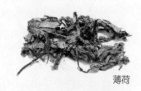
薄荷

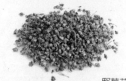
野菊花

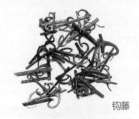
钩藤

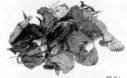
桑叶

头晕，疏风通络止头痛；桑叶疏风热，明眼目，止头痛。各药合用煎水洗头，通过药物的直接作用达到祛头风、止头痛之效。

8. 便秘

便秘是指粪便在肠内滞留过久，秘结不通，排便周期延长；或周期不长，但粪质干硬，排出艰难；或粪质不硬，虽有便意，但便而不畅者。本病多因寒、热、虚、实等原因引致大肠传导失常所致。采用药液外敷，通过药物的透皮作用，促进肠蠕动而有助排便。

方1
硝黄厚朴通便水

材料：

芒硝20克，大黄20克，厚朴20克，食盐30克，米醋30毫升。

制法：

芒硝、大黄、厚朴加水2 000毫升，煮沸15分钟，取药液，加入食盐和米醋，待适温后用毛巾沾药液敷腹部，每次15分钟，每日1次。

效用：

清肠腑，通大便。

用于肠腑有热引起的大便干结难排，甚或秘结不通者。

提示：

芒硝泻下通便；大黄清肠腑，通大

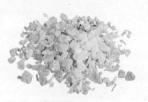
芒硝

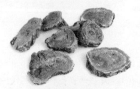
大黄

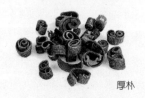
厚朴

便；厚朴宽肠通便；食盐能帮助有效地清热消炎；米醋软坚散结通积，对通便有帮助。各者合用，既能清泻积热通肠腑，又能软坚散结泻大便。局部热敷，通过药物的透皮作用，刺激大肠蠕动，以助排便。

方2
芪艾姜葱通便液

材料：

黄芪10克，艾叶20克，生姜50克，葱20克。

制法：

黄芪、艾叶、生姜、葱加水2 000毫升，煮沸15分钟，取药液，待适温后用毛巾沾药液热敷腹部，每次15分钟，每日1次。

效用：

益气通便。

用于气虚便秘见大便数日一行，大便质软但排解无力者。

提示：

黄芪益气行气，可有效促进肠蠕动而帮助排便；艾叶温经通络；生姜温中行滞，畅通肠腑；葱能辛散通络。四者一同煎水热敷腹部，既可益气行滞，又可温经通便，是气虚便秘，特别是老年性气虚便秘的有效治法。本方辛温，肠热便秘者慎用。

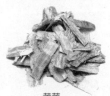

黄芪

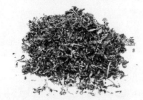

艾叶

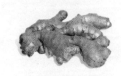

生姜

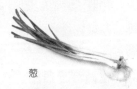

葱

9. 慢性结肠炎

慢性结肠炎以腹泻、黏液便或脓血便，腹痛或里急后重为主要临床表现，该病病程长，病势缓，易反复发作。本病属于中医"泄泻"、"痢疾"的范畴，多因脾虚湿困、肾阳虚衰引起。中药水疗以药液热敷腹部或沐足为佳。

涩肠止泻液

材料：

吴茱萸20克，补骨脂20克，白术20克，石榴皮20克，干姜20克。

制法：

吴茱萸、补骨脂、白术、石榴皮、干姜加水2 000毫升，煮沸15分钟，取药液，待适温后用毛巾沾药液敷腹部，每次15分钟，每日1次。

效用：

健脾涩肠止泻。

用于脾虚肾阳不足引起的泄泻日久，腹痛喜温喜按，食少便溏，五更泄泻，或完谷不化者。

提示：

吴茱萸温经散寒，助阳止泻；补骨脂温肾助阳，纳气止泻，对肾阳虚衰引起的五更泄泻

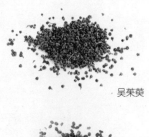

吴茱萸

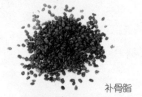

补骨脂

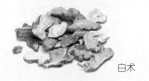

白术

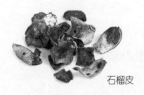

石榴皮

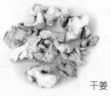

干姜

29

有良效；白术健脾利湿止泻；石榴皮涩肠止泻，对久泻、久痢有良效；干姜温中散寒。五者合用，既健脾益肠，又收敛止泻，用药液热敷，通过药物透皮作用，使药效直达病灶。本方辛温，肠热泄泻者慎用。

10. 尿道感染

尿道感染多由细菌，亦可由真菌、原虫、病毒等直接侵袭所引起，以尿频、尿急、尿痛、或排尿不畅为主要临床表现。尿道感染分为上尿道感染和下尿道感染，上尿道感染指的是肾盂肾炎，下尿道感染包括尿道炎和膀胱炎。本病属于中医"淋证"的范畴，多因湿热下注引起。采用药液坐盆浸泡，通过药物的直接作用可收到满意的疗效。

方1
苋草榆英浸泡液

材料：

马齿苋30克，车前草20克，地榆20克，白茅根30克，蒲公英30克。

制法：

将马齿苋、车前草、地榆、白茅根、蒲公英加水3 500毫升，煮沸15分钟，取药液，待适温坐盆浸泡外阴部，每次15分钟，每日1次。

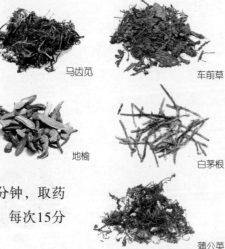

马齿苋　车前草　地榆　白茅根　蒲公英

效用：

清热解毒通淋。

用于尿道感染尿频、尿急、尿痛、或排尿不畅，或见尿血者。

提示：

马齿苋清热解毒，利湿；车前草清热利尿、渗湿通淋，对湿热下注的小便淋痛有良效；地愉凉血解毒；白茅根清热利水，凉血通淋；蒲公英清热解毒、杀菌消炎。各药同煎取汁进行坐盆浸泡，通过药物的直接作用，达到清热消炎，改善泌感症状的效果。

方2
黄苓利浊浸泡液

材料：

黄柏30克，猪苓30克，萆薢30克，薏苡仁30克。

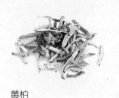

黄柏

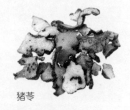

猪苓

制法：

黄柏、猪苓、萆薢、薏苡仁加水3 500毫升，煮沸15分钟，取药液，待适温坐盆浸泡外阴部，每次15分钟，每日1次。

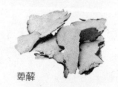

萆薢

效用：

清热利湿泻浊。

用于尿道感染见小便混浊如米泔，或如浮油，沉淀如絮状物。

提示：

木症中医称为"膏淋"，多因湿热阻

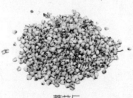

薏苡仁

31

遏下焦而致。治疗宜清热利湿，分清泻浊。黄柏清热利湿，降火通淋；猪苓解热利窍，利水渗湿，是治疗小便不利、淋浊、水肿等症的专药；萆薢利湿去浊，祛风除痹，对膏淋、白浊有良效；薏苡仁清热利湿，消肿排脓。各药合用，既能清热利湿，又可分清泻浊，是"膏淋"者的有效外用汤剂。

（二）外科

1. 疔疮

疔疮是指好发于颜面、四肢的疖，初起状如粟粒，色或黄或紫，或起脓水疱、脓疱，根结坚硬如钉，自觉麻痒而疼痛轻微，继则红肿灼热，疼痛增剧，多有寒热。如见壮热烦躁，眩晕呕吐，神志昏聩者，为疔疮内攻之象，称为"疔疮走黄"。中医认为本病的发生多因热毒积聚而发。治疗以清热解毒，消肿止痛为主。采用具有上述作用的药液进行外洗，可控制症状。

方1
蒲黄洗剂

材料：

蒲公英30克，黄柏30克，马齿苋30克，鱼腥草30克。

制法：

蒲公英、黄柏、马齿苋、鱼腥草加水3 000毫升，煮沸20分钟，取药液，待适温后浸泡或清洗患处，每次15～20分钟，每日1次。

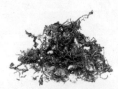

蒲公英

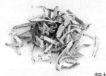

黄柏

效用：

清热解毒。

用于皮肤疔疮见炊红肿痛，甚或脓肿者。

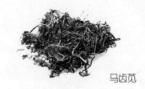

马齿苋

提示：

中医认为热毒积聚发为疔疮。治疗以清热解毒为主。蒲公英清热解毒，消肿止痛；黄柏清热燥湿，解毒消疮；马齿苋清热凉血解毒；鱼腥草清热排脓。各药合用，对热毒型疔疮有良好的效果。

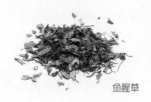

鱼腥草

方2
紫花银翘消疔洗剂

材料：

紫花地丁30克，金银花30克，连翘20克，大黄20克。

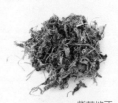

紫花地丁

制法：

将金银花、紫花地丁、大黄、连翘加水3 000毫升，煮沸20分钟，取药液，待适温后浸泡或清洗患处，每次15～20分钟，每日1次。

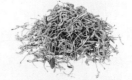

金银花

效用：

清热解毒消疔。

用于热毒型疔疮见红肿疼痛者。

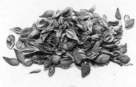

连翘

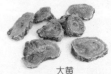

大黄

33

提示：

紫花地丁清热解毒，凉血消肿；金银花清热解毒，对各种皮肤疮痘湿疹有良效；连翘清热解毒，散结消肿，对各种丹毒、瘰疬、痈疮肿毒有良好的清解作用；大黄清热泻火，凉血解毒，外用对火毒疮疡有较好的清解作用。各药合用，既清热解毒，又泻火消疗，是热毒型疗疮的有效外洗方剂。

2. 褥疮

褥疮是因为长期卧床，患部受压摩擦形成难以愈合的溃疡，中医称为"席疮"，临床以受压部初起红斑，继而溃烂，坏死难敛为主要表现。采用具有活血行淤，托毒生肌作用的药液进行湿敷、浸泡，可有效加速受压局部的血液循环，帮助褥疮的收敛。

归红褥疮液

材料：

当归尾20克，红花20克，黄芪10克，田七10克。

制法：

当归尾、红花、黄芪、田七加水2 000毫升，煮沸20分钟，取药液，待适温后湿敷或清洗患处，每次15～20分钟，每日1次。

效用：

活血行淤，托毒生肌。

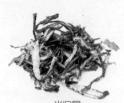
当归尾

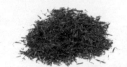
红花

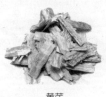
黄芪

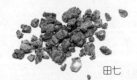
田七

用于久病卧床引致的褥疮。

提示：

当归尾具有良好的活血行淤作用；红花行淤通络；黄芪益气托毒生肌；田七祛除淤滞，促进血液循环。各药合用，既活血行淤，又托毒生肌，是褥疮的有效水疗方剂。

3. 冻疮

冻疮的产生是由于局部血液循环障碍，加上寒冷刺激，导致局部水肿、红斑、炎症等改变。临床以初起为水肿性紫红斑，边界清晰，触之冰冷，压之褪色，痒感，遇热加剧，天暖可自愈为主要临床表现。采用具有活血行淤和温通经络作用的药物进行浸泡，可收到良好的治疗效果。

方1
红叶冻疮浸泡液

材料：

红花20克，艾叶20克，桂枝10克，当归10克。

制法：

红花、艾叶、桂枝、当归加水3 000毫升，煮沸20分钟，取药液，待适温后浸泡患处，每次15～20分钟，每日1次。

效用：

活血通络，消肿止痒。

用于冻疮见红肿痛痒者。

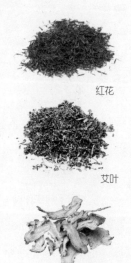

红花

艾叶

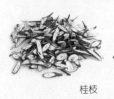

桂枝

当归

提示：

红花活血行淤；艾叶温经散寒；桂枝温经通络；当归活血行淤。各药合用，既活血行淤消肿，又温经通络养血止痒，是冻疮的有效洗剂。

方2
姜葱防冻液

材料：

生姜50克，葱30克，食盐20克。

制法：

将生姜（拍烂）、葱加水2 000毫升，煮沸5分钟，去渣取液，加入食盐，搅拌至食盐溶化，待适温后浸泡患处，每次15～20分钟，每日1次。

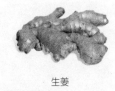

生姜

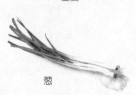

葱

效用：

温经通阳。

用于预防冻疮。

提示：

生姜温经通络；葱辛温通络；食盐消炎。三者合用，取材简单，制作方便，是冬季预防冻疮发生的有效洗剂。

4. 痔疮

痔疮是由于直肠下端及肛管静脉回流受阻或压力增高，导致该处静脉丛扩大、曲张而发为痔疮。中医认为痔疮的发生多因饮食不节、长期便秘、湿热与淤滞互结而成。采用具有清热消痔、凉血止血作用的中药坐浴，可收到良好的效果。

方1
英花消痔液

材料：

蒲公英30克，槐花30克，地榆20克，赤芍20克。

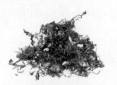

蒲公英

制法：

蒲公英、槐花、地榆、赤芍加水3 000毫升，煮沸20分钟，取药液，待适温后坐盆浸泡患处，每次15～20分钟，每日1次。

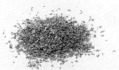

槐花

效用：

清热消痔，凉血止血。

用于痔疮引起的肿痛痕痒，甚或出血者。

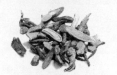

地榆

提示：

蒲公英清热解毒，消肿止痛；槐花清热凉血，消痔止血；地榆解毒收敛，凉血止血；赤芍活血行淤止痛。各药合用，既清热解毒以消痔，又活血凉血以止血，对缓解痔疮引起的痕痒疼痛有效果。

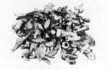

赤芍

方2
银花绿茶洗剂

材料：

金银花50克，绿茶15克，食盐20克。

37

制法：

将金银花、绿茶、食盐置于盆中，注入沸水，浸泡10分钟后，先熏蒸肛门，待适温后坐盆浸泡患处，每次15～20分钟，每日1次。

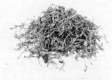

金银花

效用：

清热消炎。

用于肛裂及外痔轻症。

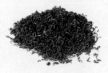

绿茶

提示：

金银花清热解毒，消痈散结；绿茶清凉解毒；食盐清热消炎。三者合用，药味精简，只需沸水浸泡，免却煎煮的麻烦。浸泡时可用药渣轻擦肛周，可有效舒缓反复肛裂造成的痛楚。

5. 脱肛

脱肛是指直肠黏膜、肛管、直肠全层和部分乙状结肠向下移位，脱出肛门外的一种病症。中医认为本病的发生与气虚下陷，升举失常有关。采用具有益气升提、收敛举陷作用的药物进行外洗，通过药物起到直接和循经作用，可有效改善症状。

方1
石榴五矾泡液

材料：

石榴皮60克，五倍子50克，升麻10克，枯矾10克。

制法：

石榴皮、五倍子、升麻、枯矾加水3 000毫

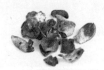

石榴皮

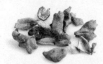

五倍子

升，煮沸20分钟，取药液，待适温后坐盆浸泡患处，每次15~20分钟，每日1次。

效用：

收敛升提。

用于脱肛。

升麻

提示：

石榴皮收敛固涩；五倍子收敛；升麻升提举陷；枯矾收涩。各药合用，既收敛又升提，是脱肛者的有效洗剂。

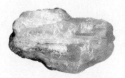

枯矾

方2

参芪固脱洗剂

材料：

党参30克，黄芪30克，升麻10克，白术30克。

制法：

将党参、黄芪、升麻、白术加水3 000毫升，煮沸20分钟，取药液，待适温后坐盆浸泡患处，每次15~20分钟，每日1次。

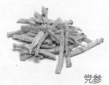

党参

效用：

益气固脱升提。

用于中气不足引起的反复脱肛。

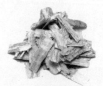

黄芪

升麻

提示：

党参补中益气，健脾益肺；黄芪益气固表、敛汗固脱、升阳举陷，对气虚乏力，中气

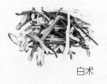

白术

下陷，久泻脱肛者有独特的疗效；升麻升提举陷；白术健脾益气。四药合用，补气固脱，升阳举陷的作用力强，通过盆浴，使药液直接作用于患处，起效快，是中气不足引起的反复脱肛者的有效洗剂。

6. 肛门湿疹

肛门湿疹是肛肠科常见的一种过敏性皮肤病。其病变多局限于肛门口及肛周皮肤，也可延及会阴部以及外生殖器等部位。临床以肛门及肛周皮肤瘙痒剧烈，肛门湿润、多形性皮疹为主要表现。本病属于中医"肛周风"的范畴。肛门湿疹多因风、湿、热邪留滞肌肤，或血虚生风化燥，肌肤失养而致病。采用具有清热解毒，燥湿止痒作用的中药浸泡，可有效改善症状，加快湿疹的收敛和愈合。

方1
参柏双子洗剂

材料：

苦参30克，黄柏20克，蛇床子30克，地肤子30克，川椒10克。

制法：

苦参、黄柏、蛇床子、地肤子、川椒加水3 000毫升，煮沸20分钟，取药液，待适温后坐盆浸泡患处，每次15~20分钟，每日1次。

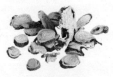

苦参

效用：

清热燥湿，杀菌止痒。

用于湿热炽盛之肛门湿疹见肛门瘙

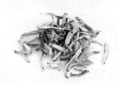

黄柏

痒，或肛门皮肤破损，渗液，甚或糜烂出血，口苦，尿黄，便结者。

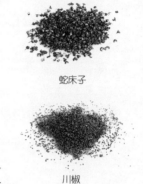

蛇床子

地肤子

提示：

苦参清热燥湿，杀菌止痒；黄柏清热解毒；蛇床子燥湿止痒；地肤子杀菌燥湿；川椒杀菌止痒。各药合用，既清热燥湿，又杀菌止痒。通过坐盆浸泡，使药液与患处直接接触，起效快，作用明显，是湿热型肛门湿疹的有效洗剂。

川椒

方2 荆防止痒洗剂

材料：

荆芥20克，防风20克，当归15克，生地黄30克，白芍30克。

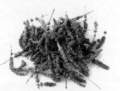

荆芥

制法：

将荆芥、防风、当归、生地黄、白芍加水3 000毫升，煮沸20分钟，取药液，待适温后坐盆浸泡患处，每次15～20分钟，每日1次。

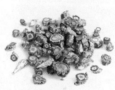

防风

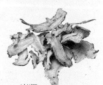

当归

效用：

养血祛风止痒。

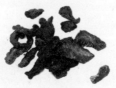

生地黄

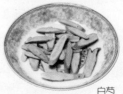

白芍

用于血虚风燥引起的肛门瘙痒，时作时止，肛门皮肤苔藓样改变，干燥感，搔之有皮屑脱落者。

提示：

荆芥疏风散邪，透疹消疮；防风祛风胜湿，与荆芥同用，对风疹瘙痒有较强的祛风止痒作用；当归养血活血，与滋阴凉血的生地黄同用，补血而不燥，凉血而不伤正；白芍养阴柔肝润燥。各药合用，既养血祛风，又滋阴止痒。是血虚风燥肛门瘙痒的有效洗剂。

7. 脉管炎

脉管炎亦即"血栓闭塞性脉管炎"，是指发生于四肢末端，严重时趾（指）节坏疽脱落的一种慢性周围血管疾病。其临床特点是好发于四肢末端，以下肢为多，初起时患肢末端发凉、怕冷、苍白、麻木，可伴间歇性跛行，继则疼痛剧烈，日久患趾（指）坏死变黑，甚至趾（指）节脱落。本病属于中医"脱疽"范畴。多因脾肾亏虚，外受寒冻，寒湿之邪入侵而发病。采用中药外洗，可有效加速四肢末梢血液循环，从而改善症状。

方1

丹草通络洗剂

材料：

丹参30克，益母草50克，路路通30克。

制法：

丹参、益母草、路路通加水3 000毫升，煮沸20分钟，取药液，待适温后浸泡患处，每次15～20分钟，每日1次。

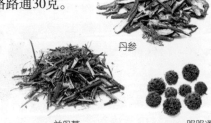

丹参

益母草

路路通

效用：

活血化淤，通脉止痛。

用于脉管炎初期见患趾（指）坠胀疼痛，入夜加重，趾（指）皮色暗红或紫暗，皮肤发凉，肌肉萎缩。

提示：

中医认为淤阻不通是导致脉管炎的主要原因。采用具有活血通淤作用的药物进行浸泡可收到良好的疗效。丹参活血行淤通脉；益母草活血通淤；路路通行淤滞，通经络。各药合用，既行淤，又通脉。通过对患部的浸泡，可有效改善麻木、疼痛等症状，是淤阻型脉管炎的有效洗剂。

方2
归地洗剂

材料：

当归15克，熟地黄30克，独活30克，桑枝30克，威灵仙30克。

制法：

当归、熟地黄、独活、桑枝、威灵仙加水3 000毫升，煮沸20分钟，取药液，待适温后浸泡患处，每次15～20分钟，每日1次。

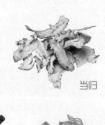

当归

熟地黄

独活

效用：

温经散寒，活血通络。

用于寒凝经络，血行不畅引起的患趾（指）喜暖怕冷，麻木疼痛者。

桑枝

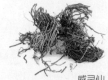

威灵仙

提示：

当归补血行血；熟地黄补血滋润，益精填髓；独活祛风胜湿，散寒止痛，有较强的抗炎、镇痛作用，专治下焦风湿，两足痛痹等症；桑枝祛风湿、利关节、行水气，专治风寒湿痹，四肢拘挛；威灵仙通络止痛，散癖积，对痛风顽痹、风湿痹痛、肢体麻木、筋脉拘挛有较显著的疗效。各药合用，既温经散寒通痹，又活血通络止痛，是寒凝经络型脉管炎末溃期的有效洗剂。

8. 慢性阑尾炎

慢性阑尾炎是指阑尾急性炎症消退后而遗留的慢性炎症病变，诸如管壁纤维结缔组织增生、管腔狭窄或闭塞、阑尾扭曲，与周围组织粘连等。临床以右下腹不显或不规则隐痛，偶有其他消化道症状，如排便次数增多或腹部饱胀感为主要表现。本病属中医"肠痈"的范畴。多因淤热结聚，壅滞肠腑而致病。采用具有化淤行滞、利湿泻浊作用的药液进行外敷，可有助改善症状。

方1
桃红清解液

材料：

桃仁20克，红藤30克，败酱草30克，芒硝20克。

制法：

桃仁、红藤、败酱草、芒硝加水3 000毫升，煮沸20分钟，取药液，待

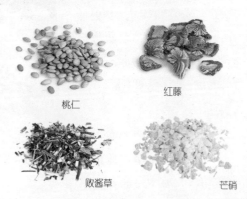

桃仁

红藤

败酱草

芒硝

适温后用毛巾或纱布沾药液敷麦氏点周围（右下腹部），每次15~20分钟，每日1次。

效用：

化淤行滞。

用于慢性阑尾炎见右下腹隐痛，腹胀，纳食欠佳者。

提示：

桃仁活血行淤，通腑畅便；红藤解毒排淤；败酱草清热化淤排毒；芒硝通腑泄热，畅通大便。各药合用，既清热行淤，又通腑畅便。用药液外敷右下腹，通过药物的透皮作用，可有效改善症状，是淤滞型慢性阑尾炎的有效外用方剂。

方2
黄丹消炎洗剂

材料：

大黄30克，丹皮30克，厚朴20克，薏苡仁30克。

制法：

大黄、丹皮、厚朴、薏苡仁加水3 000毫升，煮沸20分钟，取药液，待适温后用毛巾或纱布沾药液敷麦氏点周围（右下腹部），每次15 ~ 20分钟，每日1次。

效用：

清热导滞。

用于慢性阑尾炎见右下腹隐痛，腹胀，纳食欠佳，口干

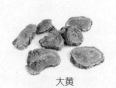
大黄

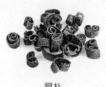
丹皮

厚朴

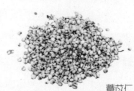
薏苡仁

口苦，苔黄厚腻者。

提示：

大黄攻积滞、清湿热、泻火凉血、祛淤解毒；丹皮清热凉血，活血散淤，对于痈肿疮毒有良好的清泻作用；厚朴燥湿消痰，下气除满；薏苡仁健脾渗湿，清热排脓。各药一同煎水，热敷右下腹部，通过药物的透皮和循经作用，可有效改善腹痛、腹胀、纳差等症状。

（三）妇科

1. 痛经

痛经是指在经期或行经前后，出现周期性小腹疼痛，或痛引腰骶，甚则剧痛昏厥者。痛经可分为原发性痛经和继发性痛经。原发性痛经是指生殖道无品质性病变的痛经，继发性痛经是指盆腔性疾病如子宫内膜异位症、盆腔炎、或宫颈狭窄引起的痛经。中医认为本病多因气滞、血淤、寒凝等原因导致经行不畅而致。采用具有理气行滞、活血通淤、温经散寒作用的药液进行热敷，通过药液的温热和透皮作用，可有效缓解痛经。

方1
桃红归草通经液

材料：

桃仁20克，红花15克，当归20克，益母草30克，白酒50毫升。

制法：

桃仁、红花、当归、益母草加水2 500

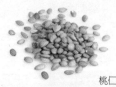

桃仁

毫升，煮沸20分钟，去渣，加入白酒，搅拌，待药液适温后用毛巾沾药液热敷下腹部。每日1~2次。

效用：

活血行淤，通经止痛。

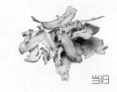

当归

用于经前或行经第一二天，小腹胀痛，拒按，月经量少，或经行不畅，经色紫黯有块，血块排出后痛减者。

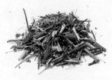

益母草

红花

提示：

桃仁活血行淤；红花行淤通经；当归补血行血，通淤止痛；益母草为通经要药，可促进子宫收缩，帮助淤滞排出而止痛；白酒能温经止痛。五者合用，既能活血行淤，又能通经止痛。用药液热敷小腹，通过药物的温热和透皮作用，可有效缓解痛经。

方2
香艾痛经液

材料：

香附20克，艾叶30克，小茴香10克。

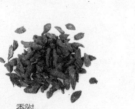

香附

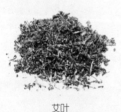

艾叶

制法：

香附、艾叶、小茴香加水2 500毫升，煮沸20分钟，去渣，待药液适温后用毛巾沾药液热敷下腹部。每日1~2次。

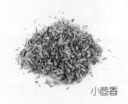

小茴香

效用：

温经散寒，理气止痛。

用于经前或经期乳房胀痛，小腹冷痛，得热痛减，遇寒加剧，经量少，手足不温者。

提示：

艾叶温经通络，散寒止痛；小茴香散寒止痛，理气和胃，对痛经、少腹冷痛、脘腹胀痛等有较好的止痛效果；香附理气解郁，调经止痛，对月经不调、痛经、乳房胀痛有良好的舒缓作用。各药合用，既温经散寒，又理气止痛，是寒凝痛经的有效方剂。

2. 产后风

产后风又称"产后身痛"，以产褥期内出现肢体关节酸痛、麻木、重着（即沉重、胶着）为主要表现。多因产时或产后气血不足，腠理不密，风寒湿邪乘虚入侵而致病。治疗多以养血活血，通络止痛为主。产后忌用冷水，采用具有温经通络，祛风散寒作用的药物进行擦浴或沐浴，可有效预防产后风的发生。

方1
香艾产后沐浴方

材料：

香茅30克，艾叶30克，桂枝30克，生姜150克。

制法：

将香茅、艾叶、桂枝、生姜（拍裂）置于锅中，加水5 000毫升，煮沸15分钟，去

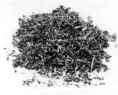

艾叶　　　　香茅

一 各论

渣，待药液适温后给产妇洗浴，每日1次。

效用：

祛风散寒。

用于产后擦浴或洗浴。

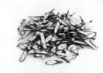

桂枝

提示：

香茅疏风散寒；艾叶温经通络；桂枝温经散寒通络；生姜祛风散寒。四者合用，既祛风散寒，又温经通络，是产妇预防"产后风"的上佳洗剂。擦浴或洗浴后应注意避免风寒，及时穿衣保暖。

生姜

方2
姜活桑桑洗剂

材料：

姜活30克，桑枝50克，桑寄生50克。

制法：

将姜活、桑枝、桑寄生加水5 000毫升，煮沸15分钟，去渣，待药液适温后给产妇洗浴，每日1次。

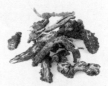

姜活

效用：

祛风通络。

用于产后关节活动不利、疼痛者。

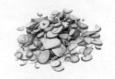

桑枝

提示：

姜活祛风利湿，能利关节；桑枝祛风湿，利关节，行水气，治风寒湿痹，四肢拘挛，脚气浮肿，肌体风痒；桑寄生补肝肾，强筋骨，祛风湿，对风湿痹痛、腰膝酸软、筋骨无力有良效。三者同用，既

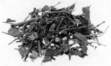

桑寄生

能祛风胜湿、通利关节，又能固肝肾、强筋骨、舒筋活络，是产后关节活动不利、身痛者的有效洗剂。

3. 产后缺乳

产后乳汁少或完全无乳，称为产后缺乳。产后乳汁的分泌与乳母的精神、情绪、营养状况、休息和劳动等因素有关。中医认为本病的发生有虚实之分。虚者多为气血虚弱，乳汁化源不足所致，一般以乳房柔软而无胀痛为特点。实者则因肝气郁结，或气滞血凝，乳汁不行所致，一般以乳房胀硬或痛，或伴身热为特点。治疗上，虚者宜补而行之，实者宜疏而通之。采用具有不同作用的中药进行外洗，可有效帮助乳腺通畅，有利乳汁排出。

方1
三棱公英通乳液

材料：

三棱30克，蒲公英30克，漏芦30克。

制法：

将三棱、蒲公英、漏芦加水2 500毫升，煮沸15分钟，去渣，待药液适温后，热敷并熏洗乳房，每日2次。

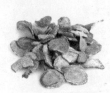

三棱

效用：

通乳下乳。

用于产后淤热郁滞导致乳汁不下，滴沥不通，乳房胀痛者。

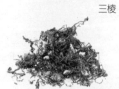

蒲公英

提示：

三棱行淤通络，帮助乳汁下行；蒲公英

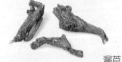

漏芦

清热散结，对乳汁不下，兼见乳房胀痛者有良效；漏芦清热解毒、消痈下乳、舒筋通脉，主治乳痈肿痛，乳汁不通。本方集行滞通络下乳于一体，各药煎汁熏洗双乳，可有效帮助乳络畅通，使乳汁自下。

方2
芪通下乳洗剂

材料：

黄芪20克，通草15克，葱白20克。

制法：

黄芪、通草、葱白加水2 500毫升，煮沸15分钟，去渣，待药液适温后，热敷并熏洗乳房，每日2次。

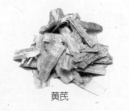
黄芪

效用：

补气通乳。

用于产后气虚引起的乳汁稀少，乳房无胀感，面色少华，神疲食少者。

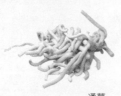
通草

提示：

黄芪补气行气；通草通络下乳；葱白温通乳络而通乳下乳。三者一同煎汁熏洗双乳，可收益气通乳之效，是产后气虚不足而缺乳者的有效洗剂。

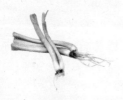
葱白

4. 急性乳腺炎

急性乳腺炎是由细菌感染所致的急性乳房炎症。临床以产后哺乳的女性如出现乳房胀痛以及局部红、肿、热、痛，并可扪及痛性肿块，伴有不同程度的全身炎性和毒性表现，如发热、恶寒等。本病属于中医"乳痈"的范畴，多由热毒蕴结而成。采用中药外洗可收到良好的效果。

方1

马英消炎洗剂

材料：

蒲公英30克，马齿苋30克，食盐20克。

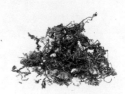

蒲公英

制法：

将蒲公英、马齿苋加水2000毫升，煮沸15分钟，去渣，加入食盐，搅拌致食盐溶化，待药液适温后，热敷并熏洗乳房，每日2次。

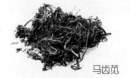

马齿苋

效用：

清热消炎，散结消肿。

用于急性乳腺炎引起的一侧或双侧乳房硬结、肿胀、疼痛者。

提示：

蒲公英清热解毒，消炎散结；马齿苋清凉解毒，散结消痈；食盐有消炎作用。煎水熏洗乳房，可有效缓解乳房胀痛，帮助肿块消散。

方2

双黄角刺洗剂

材料：

黄柏30克，大黄30克，皂角刺30克，丝瓜络30克，芒硝30克。

制法：

黄柏、大黄、皂角刺、丝瓜络加水2 000
毫升，煮沸15分钟，去渣，加入芒硝，搅拌
致芒硝溶化，待药液
适温后，热敷并熏洗乳
房，每日2次。

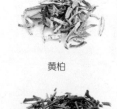
黄柏

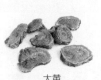
大黄

效用：

清热散结，消肿排
脓。

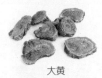
皂角刺

用于急性乳腺炎成
脓期见局部乳房变硬，

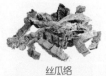
丝瓜络

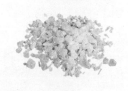
芒硝

肿块逐渐增大，甚或皮肤红肿透亮，肿块中
央变软，按之有波动感，可伴疼痛、高烧、寒
战、全身无力、大便干燥者。

提示：

黄柏清热燥湿，泻火除蒸，解毒疗疮；大黄具有抗炎解热、凉
血解毒作用，对热痈肿疔疮有较强的清解作用；皂角刺消肿托毒，
排脓，用于痈疽初起或脓化不溃有良效；丝瓜络通经络，和血脉，
托痈毒，治乳肿疼痛、乳络不通；芒硝泻热软坚，清火消肿，外用
对于乳痈，痔疮肿痛等有良好的消肿止痛散结作用。各药一同煎水
外敷或熏洗乳房，通过药液的直接和透皮作用，可有效缓解乳房痈
肿疼痛。

5. 乳腺增生

乳腺增生是指乳房发生的一种慢性非炎性非肿瘤的肿块。临床
以一侧或双侧乳房同时或相继出现单个或数个大小不等、形态不规
则的可活动性结节，周期性乳房疼痛，与情绪、月经周期有明显关

系，一般行经前3~4天症状加重，经后痛减为主要表现。本病属于中医"乳癖"范畴。多因郁怒伤肝、思虑伤脾、气滞血淤、痰凝成核而致病。采用具有理气散结，化痰行淤作用的药液进行外敷或熏洗，可有效缓解疼痛和帮助增生组织的消散和吸收。

方1
乳结消散液

材料：

蒲公英30克，夏枯草15克，赤芍20克，风栗壳20克，皂角刺30克，郁金30克。

制法：

将蒲公英、夏枯草、赤芍、风栗壳、皂角刺、郁金加水2 500毫升，煮沸15分钟，去渣，待药液适温后，热敷或熏洗乳房，每日2次。

效用：

散结消肿。

用于乳腺增生引起的乳房胀痛，尤以月经前胀痛加剧者。

提示：

蒲公英清热解毒，散结消肿；夏枯草散结消肿；赤芍凉血行淤；风栗壳散结消肿；皂角刺散结消肿；郁金理气行滞止痛。各药合用，既理气行滞，又消肿散结，通过药液的外敷或熏洗，可有效改善症状，是乳腺增生特别是经前症状加重者的有效外洗方剂。

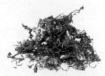

蒲公英

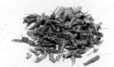

夏枯草

风栗壳

赤芍

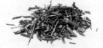

皂角刺

郁金

方2
痰火草洗剂

材料：

鲜痰火草100克，食醋50毫升，食盐20克。

鲜痰火草

制法：

将鲜痰火草加水2 000毫升，煮沸15分钟，去渣，加入食醋、食盐，搅拌致盐溶化，待药液适温后，热敷或熏洗乳房，每日2次。

效用：

清热散结。

用于乳腺增生引起的乳房胀痛者。

提示：

鲜痰火草能化痰软坚散结，对痰火结核、乳腺增生等有良效；食醋能软坚散结，帮助增生组织的吸收和消散；食盐清热消炎。三者合用，取材简单，制作方便，是乳腺增生症状较轻者的有效洗剂。

6. 慢性盆腔炎

慢性盆腔炎是指女性内生殖器及其周围的结缔组织、盆腔腹膜的慢性炎症。临床主要表现为下腹痛或坠胀痛，或伴肛门胀坠感，或腰骶疼痛，疼痛一般不很剧烈，常在劳累，性交后及月经前后加剧，白带增多，月经异常，低热，不孕等。本病与中医的"腹痛"、"带下病"、"不孕"相关连。多因气滞血淤、寒湿凝聚等而致病。采用具有理气行滞、活血通淤、健脾利湿等作用的中药进行局部热敷，可有效帮助炎症吸收，改善症状。

方1

花草盆炎洗剂

材料：

　　败酱草30克，马鞭草30克，鸡冠花20克，土茯苓50克，食盐20克。

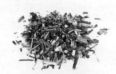

败酱草

制法：

　　将败酱草、马鞭草、鸡冠花、土茯苓加水3 000毫升，煮沸15分钟，去渣，加入食盐，搅拌至盐溶化，待药液适温后，用毛巾沾药液热敷腹部20分钟，每日1~2次。

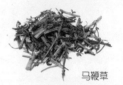

马鞭草

效用：

　　清凉解毒消炎。

　　用于慢性盆腔炎引起的小腹胀坠疼痛，带下量多色黄者。

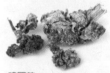

鸡冠花

提示：

　　败酱草清热解毒，祛淤排脓；马鞭草活血散淤，利水消肿；鸡冠花收涩止带，对盆腔炎引致带下量多者尤为有效；土茯苓清热除湿解毒。各药合用，既清热解毒，又利湿

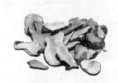

土茯苓

止带，是湿热蕴结所致盆腔炎的有效外用方剂。经期及孕妇慎用。

方2

桂归盆炎洗剂

材料：

　　桂枝15克，当归15克，延胡索15克，茯苓30克，白术30克，白酒30毫升。

制法:

将桂枝、当归、延胡索、茯苓、白术加水3 000毫升,煮沸15分钟,去渣,加入白酒,待药液适温后,用毛巾沾药液热敷腹部20分钟,每日1~2次。

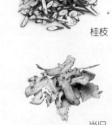

桂枝

效用:

温经利湿,化淤止痛。

用于慢性盆腔炎见小腹冷痛,遇寒加重,带下量多,清稀色白,神疲乏力,畏寒肢冷者。

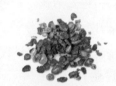

当归

提示:

桂枝温经通脉,散寒止痛;当归补血活血,调经止痛;延胡索活血,利气,止痛;茯苓健脾利水,渗湿止带;白术健脾益气,燥湿利水;白酒温经行滞止痛。

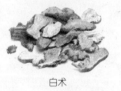

延胡索

茯苓

白术

各者煎汁外敷腹部,通过药物的温热和透皮作用,可有效缓解腹痛、带下量多等症。

7. 慢性子宫颈炎

慢性子宫颈炎是生育年龄妇女的常见病。临床表现为白带增多,呈乳白色黏液或淡黄色脓性,可有血性白带或性交后出血,炎症如扩散至盆腔结缔组织,可引起腰、骶部疼痛,下坠感及痛经等。本病属于中医"带下病"的范畴,该病的发生与湿毒蕴积有关。采用中药进行阴道冲洗可有效缓解症状。

方1
野菊阴道冲洗液

材料：

野菊花30克，千里光30克，虎杖50克，连翘30克。

野菊花

制法：

将野菊花、千里光、虎杖、连翘加水1000毫升，煮沸15分钟，去渣，待药液适温后，进行阴道冲洗，每日1次。

效用：

清热解毒利湿。

用于慢性子宫颈炎引起的白带增多，呈脓性或夹带血丝者。

虎杖

千里光

连翘

提示：

野菊花清热解毒；千里光利湿解毒；虎杖清热利湿；连翘清热解毒。各药合用，既清热解毒，又利湿消炎，进行阴道冲洗，通过药液对宫颈的直接作用，可有效消除炎症，减少白带。

方2
红黄公英阴道冲洗液

材料：

红藤30克，黄柏30克，蒲公英30克，败酱草30克。

红藤

制法：

将红藤、黄柏、蒲公英、败酱草加水1000

毫升，煮沸15分钟，去渣，待药液适温后，进行
阴道冲洗，每日1次。

效用：

清热解毒，祛腐生肌。

用于慢性子宫颈炎属宫颈糜烂者。

提示：

红藤清热解毒，活血通络，败毒散淤，祛风
杀虫，对妇科炎症有较好的清解作用；黄柏清热
燥湿，收敛；蒲公英清热解毒，消肿散结；败酱
草清热解毒，消痈排脓，活血行淤。四药合用，
共成清热解毒、祛腐生肌之效。进行阴道冲洗，
通过药液对宫颈的直接作用，可有效改善宫颈炎
症，减轻带下增多等症状。

黄柏

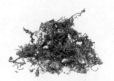
蒲公英

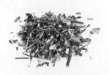
败酱草

8. 子宫脱垂

子宫脱垂是指子宫从正常位置沿阴道下降，宫颈外口达坐骨棘
水平以下，甚至子宫全部脱出于阴道口以外的病症。本病属于中医
"阴挺"的范畴。中医认为本病的发生多因气虚下陷和肾虚不固导
致胞络受损，不能提摄子宫而致病。采用具有益气升提、固肾纳气
作用的中药进行坐浴，可有效改善症状。

方1

芪麻升脱洗剂

材料：

黄芪30克，五倍子20克，升麻15克，诃子20
克。

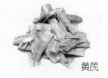
黄芪

制法：

将黄芪、五倍子、升麻、诃子加水3 000毫升，煮沸30分钟，去渣，待药液适温后，先熏后坐浴，每日1次。

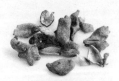

五倍子

效用：

补气升提。

用于气虚下陷引起的子宫脱垂。

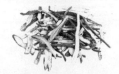

升麻

提示：

黄芪补气升提；五倍子收敛；升麻升提以治标；诃子收敛升提。各药合用，既补气，又升提。煎水坐浴，对收敛升提下垂之子宫有良效。

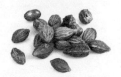

诃子

方2
黄金清解升提液

材料：

黄柏25克，金银花25克，枳壳25克，海螵蛸20克，蒲公英30克。

黄柏

制法：

将黄柏、金银花、枳壳、海螵蛸、蒲公英加水3 000毫升，煮沸30分钟，去渣，待药液适温后，先熏后坐浴，每日1次。

金银花

枳壳

海螵蛸

蒲公英

效用：

清热燥湿，收敛举陷。

用于子宫脱垂属湿热下注见带下量多色黄者。

提示：

黄柏清热燥湿，收敛；金银花消痈散毒，善于化解各类痈疮肿毒；枳壳消胀利气，对子宫脱垂、脱肛等有良效；海螵蛸收敛止血，固精止带，收湿敛疮。各药合用煎水外洗，既清热燥湿，又收敛举陷，是湿热下注型子宫脱垂的有效洗剂。

9. 外阴瘙痒

外阴瘙痒是外阴各种不同病变引起的一种症状。外阴瘙痒多位于阴蒂、小阴唇，也可波及大阴唇、会阴甚至肛周等皮损区。本病属于中医"阴痒"的范畴。中医认为肝经湿热下注、虫蚀作痒、血虚风燥是外阴瘙痒的主要原因。采用中药浸泡外洗，可有效改善症状。

方1
蛇参止痒洗剂

材料：

蛇床子30克，苦参30克，百部30克，白鲜皮30克。

制法：

将蛇床子、苦参、百部、白鲜皮加水3 000毫升，煮沸30分钟，去渣，待药液适温后，先熏后坐浴，每日1次。

效用：

清热利湿，杀虫止痒。

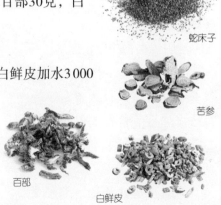

蛇床子

苦参

百部

白鲜皮

用于肝经湿热下注引起的外阴皮肤瘙痒，或伴有烦躁易怒，口干口苦，尿黄便结者。

提示：

蛇床子燥湿止痒；苦参燥湿收敛；百部杀虫止痒；白鲜皮清热利湿。四药合用，共成清热利湿，杀虫止痒之效。通过盆浴，可有效改善阴痒症状。

方2
双地养血止痒洗剂

材料：

生地黄30克，熟地黄30克，丹皮20克，当归10克，生首乌30克，黄柏20克，白鲜皮30克。

制法：

将生地黄、熟地黄、丹皮、当归、生首乌、黄柏、白鲜皮加水3 000毫升，煮沸30分钟，去渣，待药液适温后，先熏后坐浴，每日1次。

效用：

滋阴清火，养血止痒。

用于阴虚血少风燥引起的阴部干涩瘙痒，日久不愈，夜间瘙痒加重，伴有头晕眼花、心悸多梦者。

提示：

生地黄清热生津，滋阴养

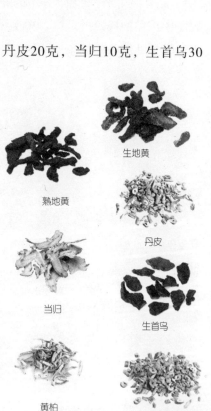

生地黄

熟地黄

丹皮

当归

生首乌

黄柏

白鲜皮

血；熟地黄补血滋润，益精填髓；丹皮清热凉血，活血散淤；当归、生首乌两者均能养血祛风止痒；黄柏清热泻火，滋阴燥湿；白鲜皮清热解毒，除湿止痒。各药合用，既能滋阴清火，又能养血止痒，用于盆浴，通过药物的直接作用，可有效改善阴痒日久不愈之外阴瘙痒症。

（四）儿科

1. 新生儿黄疸

新生儿黄疸是指新生儿出生后由于胆红素代谢异常引起血中胆红素水平升高而致皮肤、巩膜、小便出现黄色为特征的病症。本病有生理性和病理性之分。生理性黄疸在出生后2～3天出现，4～6天达到高峰，7～10天消退，食欲良好，睡眠正常，一般无其他症状。病理性黄疸出现的时间或迟或早，有的在出生后24小时即出现，2～3周仍不退，有的出生后2～3周才出现，消退时间较长，可消退后又重复出现。多伴有精神萎靡，嗜睡或睡眠不宁，不思乳食等症。本病属于中医"胎黄"的范畴，多因孕母内蕴湿热，传于胎儿或出生后感受湿邪或湿热邪毒所致。采用具有清热利湿退黄作用的药液进行擦浴或洗浴，可收到良好的退黄效果。

茵黄栀子洗剂

材料：

茵陈15克，黄柏10克，栀子10克。

制法：

将茵陈、黄柏、栀子加水2 000毫升，煮沸15分钟，去渣，待药液适温后为婴儿擦浴

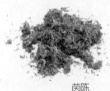

茵陈

或洗浴，每日1次。

效用：

清湿热，退胎黄。

用于湿热阻滞引起的新生儿黄疸见目黄、
身黄、黄色鲜明、哭闹不安、不思乳食、便结
尿黄者。

黄柏

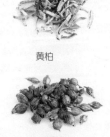

栀子

提示：

方中茵陈清热利湿退黄；黄柏为利湿解毒
的要药；栀子利湿退黄效果更佳。三者一同煎水擦浴或洗浴，既可
清利湿热，又可清退胎黄，是新生儿黄疸的有效洗剂。

2. 感冒

感冒是由生活起居不慎或气候突变，或小儿素体虚弱、卫外
不足，外感时邪、病毒侵犯人体而发生的肺系疾病。临床以发热、
恶寒、鼻塞、喷嚏、流涕、咳嗽为主要表现。本病属于中医"伤
风"、"伤风感冒"的范畴。本病的治疗以疏风解表、透邪外出为
主。采用具有疏风清热或辛散风寒作用的药物进行沐浴，可有效透
邪外达，清除感冒。

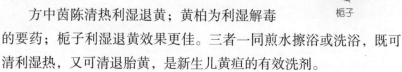

方1

桑菊感冒洗剂

材料：

桑叶20克，菊花20克，
薄荷20克，钩藤20克。

制法：

桑叶、菊花、薄荷、钩

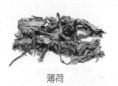

薄荷　　　　　　菊花

藤加水3 000毫升，煮沸5分钟，去渣，待药
液适温后为幼儿沐浴，每日1次。

效用：

疏风散热，清解感冒。

用于小儿风热感冒见热重寒轻，有汗，
头痛、鼻塞流黄涕、咳嗽有黄痰、咽痛、口干
者。

提示：

中医认为感冒乃外邪侵袭肌表而引起，用
药液外洗可达到透邪外出，清解感冒的目的。桑叶疏风散热；菊花
疏风热清解感冒；薄荷疏散风热，透邪外出；钩藤疏风解痉，清透
外邪。本洗剂药物轻清升散，不宜久煎。

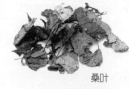

桑叶

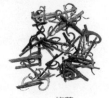

钩藤

方2
紫苏姜葱洗剂

材料：

紫苏叶30克，生姜30克，葱30克。

制法：

紫苏叶、生姜、葱加水3 000毫升，煮沸5
分钟，去渣，待药液适温后为幼儿沐浴，每日1
次。

效用：

疏散风寒，透邪解表。

用于小儿风寒感冒引起的恶寒、发热、无
汗、鼻塞、流涕、喷嚏、咳嗽、痰薄、口不渴
者。

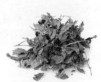

紫苏叶

生姜

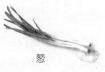

葱

提示：

紫苏叶解表散寒，行气和胃。用于风寒感冒，咳嗽呕恶；生姜辛温散寒，解表祛风；葱能发汗解表，散寒通阳。三者合用，既解表散寒，又发汗透邪，对风寒感冒有较好的清解作用。

3. 夏季热

夏季热是婴幼儿时期的一种特有疾病。主要发生于3岁以下的婴幼儿，发病季节多集中在6～8月份。临床以婴幼儿随着夏季气温升高持续发热不退、口渴、多饮、多尿、汗闭或少汗为主要表现。中医认为是因为小儿脏腑娇嫩，阴阳稚弱，机体调节未臻完善，兼之先天禀赋不足或病后虚弱，患儿不能耐受外界酷暑的熏蒸，暑邪乘虚侵袭而发病。采用具有清暑退热作用的药物进行擦浴或沐浴，能有效透散暑邪而退热。

青香退热洗剂

材料：

青蒿50克，香薷50克，蝉蜕20克。

制法：

将青蒿、香薷、蝉蜕置于锅中，加水3 000毫升，煮沸5分钟，去渣，待药液适温后为幼儿沐浴，每日1次。

效用：

解暑退热。

提示：

夏季暑湿为患，小儿容易因为腠理闭合，汗窍不通而出现反复发热。青蒿解暑退热，对

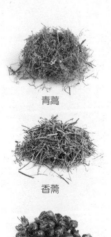

青蒿

香薷

蝉蜕

暑天反复发热尤为有效；香薷开泄腠理，帮助发汗以祛邪外达；蝉蜕清凉疏风退热。本洗剂为疏散之品，不宜久煎，以免失效。

4. 麻疹

麻疹是由麻疹病毒引起的急性疹性传染病。多发生于6个月以上，5岁以下的儿童。临床上以发热、咳嗽、鼻塞流涕、眼泪汪汪等而以皮肤出现红色斑丘疹和颊黏膜上有麻疹黏膜斑及疹退后遗留色素沉着伴糠麸样脱屑为特征。

方1
芫荷透疹洗剂

材料：

芫荽50克，薄荷30克，西河柳30克。

制法：

将芫荽、薄荷、西河柳置于锅中，加水3 000毫升，煮沸5分钟，去渣，用毛巾沾药液擦拭全身，待药液适温后为幼儿沐浴，每日1次。

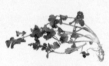
芫荽

薄荷

效用：

清凉透疹。

用于麻疹初期疹子出而不透，疹点稀疏者。

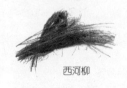
西河柳

提示：

中医认为麻疹是由感受麻毒时邪引起的急性时行疾病。临床以发热、咳嗽、流涕、目赤畏光、眼泪汪汪，口腔出现麻疹黏膜斑，周身布发红色斑丘疹为主要特征。根据疹宜发表透达为先的治法，

67

用中药外洗可助麻疹透达外解。方中芫荽辛散透邪，助麻疹透达外出；薄荷辛凉解表，透邪外出；西河柳为麻疹专药，轻清宣透，助麻疹透达。由于三者均有挥发性，故不宜久煎，以免失效。洗浴时要注意防风保暖。

方2
金菊紫草消疹洗剂

材料：

　　金银花30克，野菊花30克，紫草30克。

制法：

　　金银花、野菊花、紫草加水3 000毫升，煮沸10分钟，去渣，待药液适温后用毛巾沾药液擦拭全身，再为幼儿沐浴，每日1次。

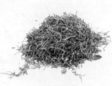

金银花

效用：

　　清凉解毒消疹。

　　用于麻疹后期见疹出透彻，疹色暗红者。

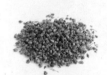

野菊花

提示：

　　金银花清热解毒，疏散风热；野菊花清热解毒，专治痘疹疮疡；紫草清热凉血，透疹解毒。各药合用，共成清热解毒、凉血透疹之效。对麻疹初期疹出不透者有良好的清解作用。

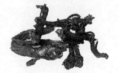

紫草

5. 水痘

　　水痘是由感染时行邪毒引起的急性出疹性传染病。临床以发热及皮肤、黏膜分批出现红色斑丘疹、疱疹、结痂为主要表现。中医认为本病多外感时邪，伤及肺脾，湿热内搏，发于肌肤所致。采用具有疏风清热、解毒祛湿作用的药物进行外洗，可有效帮助水痘的清解和消退。

方1
萍参洗剂

材料：

浮萍20克，苦参30克，芒硝30克。

制法：

将浮萍、苦参、芒硝加水5 000毫升，煮沸5分钟，去渣，待药液适温后为幼儿沐浴，每日1次。

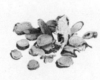
苦参

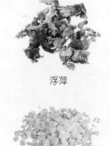
浮萍

芒硝

效用：

清热祛风，利湿透疹。

用于水痘稠密，瘙痒明显者。

提示：

浮萍发汗祛风，清热解毒。对斑疹不透、风热痘疹、皮肤瘙痒有良好的清解作用；苦参清热燥湿，对湿疹、湿疮有较好的收敛燥湿作用；芒硝清火泄热消肿，外用可消炎消肿。三者合用，既清热祛风止瘙痒，又解毒利湿而消痘，是水痘稠密，瘙痒明显者的有效洗剂。

方2
金菊清透洗剂

材料：

金银花30克，野菊花30克，苦参30克。

制法：

将金银花、野菊花、苦参置于锅中，加水5000毫升，煮沸5分钟，去渣，待药液适温后为幼儿沐浴，每日1次。

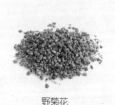
野菊花

金银花

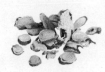
苦参

效用：

清热解毒，利湿透痘。

用于水痘见痘疹稠密，疹色紫暗，疱浆混浊，全身热毒症状较重者。

提示：

金银花清热利湿解毒；野菊花清热解毒，专治痘疹疮疡；苦参清热燥湿，对湿疹、湿疮有较好的收敛燥湿作用。三者合用，既能清热解毒，又能燥湿收敛，适用于水痘湿毒俱盛者。使用本方时不能加入未经煮沸的水，以防感染。

6. 奶癣

奶癣又称婴儿湿疹，是婴幼儿时期常见的皮肤病。临床以皮肤红斑、粟粒状丘疹、丘疱疹或水疱，疱破后出现点状糜烂、渗液、结痂并伴剧烈瘙痒为主要表现。本病古代称为"胎敛疮"。中医认为本病的发生多因内蕴湿热，外感风热之邪与湿、热邪相互搏结，发于肌肤而成。采用具有疏风清热利湿作用的中药进行外洗，可有效改善奶癣症状。

方1

金蝉奶癣洗剂

材料：

金银花20克，蝉蜕10克，绿茶15克。

制法：

将金银花、蝉蜕、绿茶置于锅中，加水750毫升（约3碗水），煮沸5分钟，去渣，待药液适温后，用柔软毛巾或纱布沾药液为幼儿擦拭头面部。每日3～5次。

蝉蜕

金银花

绿茶

效用：

清热疏风止痒。

用于婴儿干燥型湿疹见头皮、眉间等部位表现为潮红、脱屑、丘疹但无明显渗出者。

提示：

金银花清热利湿解毒；蝉蜕消风止痒；绿茶清凉解毒。三者同用，既利湿解毒，又祛风止痒，而且药物平和，对婴幼儿皮肤刺激少，是婴儿"奶癣"的上佳洗剂。

方2

黄白苦参清癣洗剂

材料：

黄柏15克，白鲜皮20克，苦参20克。

制法：

黄柏、白鲜皮、苦参加水1 000毫升（约4碗水），煮沸15分钟，去渣，待药液适温后，用柔软毛巾或纱布沾药液为幼儿擦拭头面部。每日3～5次。

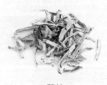

黄柏

效用：

清热利湿止痒。

用于渗出型婴儿湿疹见红斑丘疹、丘疱疹，常因剧痒搔抓而显露有多量渗液的鲜红糜烂面，严重者可累及整个面部甚至全身。

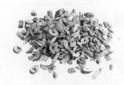

白鲜皮

提示：

黄柏清热利湿解毒；白鲜皮清热燥湿，祛风解毒，对湿热疮毒，湿疹皮炎有良好的

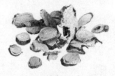

苦参

清解效果。苦参清热燥湿，对湿疹、湿疮有较好的收敛燥湿作用。三药合用，既利湿收敛，又清热止痒，是渗出型奶癣的有效洗剂。

7. 痱子

痱子是小儿夏季因汗出不畅而出现的皮肤急性炎症。由汗孔阻塞而引致，多发生在颈、胸背、肘窝、腘窝等部位，小孩可发生在头部、前额等处。初起时皮肤发红，然后出现针头大小的红色丘疹或丘疱疹，密集成片，其中有些丘疹呈脓性。中医认为痱子的发生是由皮肤被湿热阻遏所致。用中药外洗可收到良好的止痒消痱之效。

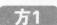

飞扬痱子水

材料：

大飞扬草50克，小飞扬草50克。

制法：

将大飞扬草、小飞扬草加水3 000毫升，煮沸10分钟，去渣取液，待药液适温后为幼儿沐浴，每日1次。

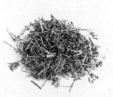
大飞扬草

小飞扬草

效用：

清凉消痱。

用于小儿夏季痱子密集，潮红瘙痒者。

提示：

大飞扬草和小飞扬草均能清热利湿，祛风止痒。两者协同使用，对夏季痱子尤为有效，本方是广东民间常用的祛痱洗剂。本洗剂亦可用于其他湿疹皮炎。

荷桑痱子洗剂

材料：

薄荷20克，桑叶30克，马齿苋100克。

制法：

将薄荷、桑叶、马齿苋加水3 000毫升，煮沸10分钟，去渣取液，待药液适温后为幼儿沐浴，每日1次。

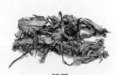
薄荷

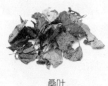
桑叶

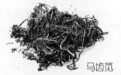
马齿苋

效用：

清凉解毒，疏风消痱。

用于小儿夏季痱子密集，潮红及瘙痒均甚者。

提示：

薄荷疏风清热透表；桑叶疏散风热，清利皮肤；马齿苋清热解毒消痱。三者合用，既可疏风透表，清利皮肤以助汗腺的畅达而减少痱子的发生，又可清凉解毒，加速痱子的消退。本方是标本兼治，预防与治疗相结合的有效洗剂。

8. 尿布皮炎

尿布皮炎是指发生于尿布遮盖部位的局限性皮炎。以红斑性皮损为主症，初起时局部轻度潮红、肿胀，以后出现血疹、水泡、糜烂为主要表现。本病属于中医"猴子疳"的范畴。中医认为本症乃水湿热毒浸淫皮肤所致。采用具有清热凉血，解毒止痒作用的中药进行外洗，可收到良好的效果。

方1
野菊银花洗剂

材料：

野菊花30克，金银花30克。

制法：

将野菊花、金银花加水2 000毫升，煮沸5分钟，去渣取液，待药液适温后湿敷患处，每日3次。或为幼儿沐浴，每日1次。

效用：

清热解毒消炎。

野菊花

金银花

用于小儿尿布皮炎之皮肤红赤者。

提示：

　　金银花、野菊花均能清热解毒，专治皮炎、湿疹、痘疹、疮疡等各类皮肤疾患，两者协同使用，效果更佳。是小儿尿布皮炎初期皮肤红赤，渗液不明显的有效洗剂。

方2
紫英皮炎清解液

材料：

　　紫草20克，蒲公英30克，白鲜皮30克。

制法：

　　将紫草、蒲公英、白鲜皮加水2 500毫升，煮沸10分钟，去渣取液，待药液适温后湿敷患处，每日3次。或为幼儿沐浴，每日1次。

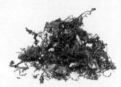
蒲公英

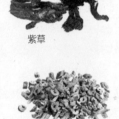
紫草

白鲜皮

效用：

　　清热凉血，解毒止痒。

　　用于小儿尿布皮炎见局部糜烂、渗液、哭闹、烦躁不安者。

提示：

　　方中紫草清热凉血，解毒消疹；蒲公英清热解毒，利湿消炎；白鲜皮清热燥湿，祛风解毒，对湿热疮毒、湿疹皮炎有良好的清解效果。本方对尿布皮炎之红赤糜烂、渗液者有较好的清解作用。

9. 蛲虫

蛲虫是小儿常见的肠道寄生虫病。临床以肛门、会阴瘙痒及精神烦躁、睡眠欠安、饮食异常、大便排出蛲虫为临床特征。蛲虫的发生多是由于吞入有感染性的虫卵所致。采用中药浸泡可收到很好的杀虫效果。

方1
百蛇洗剂

材料：

　　百部20克，蛇床子20克。

制法：

　　将百部、蛇床子加水2 000毫升，煮沸15分钟，去渣，待药液适温后让幼儿坐盆浸泡肛门，每日1次。

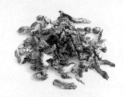

百部

效用：

　　杀虫止痒。

　　用于蛲虫见肛周瘙痒、夜间可见白色幼虫体者。

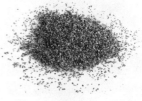

蛇床子

提示：

　　百部燥湿杀虫，外用对蛲虫病、头虱、体虱等均有良好的杀灭作用，并能止痒；蛇床子燥湿杀虫，祛风止痒。两者同用，既杀虫、又止痒，是蛲虫患儿的有效洗剂。

方2
百部葫芦杀虫水

材料：

　　百部20克，苦参20克，苦楝皮20克，葫芦茶20克。

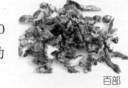

制法:

将百部、苦参、苦楝皮、葫芦茶加水2 000毫升,煮沸15分钟,去渣,待药液适温后让幼儿坐盆浸泡肛门,每日1次。

百部

效用:

燥湿杀虫。

用于蛲虫见肛周瘙痒、夜间可见白色幼虫体者。

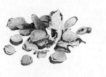

苦参

苦楝皮

提示:

百部燥湿杀虫;苦参燥湿杀虫止痒;苦楝皮清热燥湿;葫芦茶是治疗虫症的要药,对各类虫症均有较好的杀灭作用。各药合用,集燥湿、杀虫于一体,是幼儿蛲虫的上佳洗剂,以睡前浸泡效果更佳。

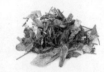

葫芦茶

10. 流行性腮腺炎

流行性腮腺炎中医称为"痄腮"。是由感受风温时毒引起的急性传染病。临床以初起发热、头痛、咽痛、耳下腮部肿胀,通常先见一侧,继而波及另一侧,也有同时肿大或仅限于一侧者,肿胀部位疼痛,咀嚼时疼痛加重为主要表现。中医认为本病的发生多因风温时毒从口鼻而入,壅阻少阳胆经,凝滞腮部而致病。采用中药外洗可收到良好的消肿止痛作用。

方1
双鲜洗剂

材料:

鲜蒲公英100克,鲜马齿苋100克。

制法：

将鲜蒲公英、鲜马齿苋加水1 000毫升，煮沸10分钟，去渣取液，待药液适温后，用小毛巾沾药液敷患处。每日3~5次，药液可反复使用。

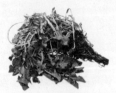

鲜蒲公英

效用：

清热解毒。

用于流行性腮腺炎初起见耳下腮部肿痛者。

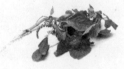

鲜马齿苋

提示：

蒲公英清热解毒，消炎止痛；马齿苋清热解毒，消肿散结。两者同用并使用鲜品，清热解毒、消肿止痛的效果更佳。本方是于腮腺炎初起的有效洗剂。

方2 兰花清凉消炎液

材料：

板蓝根30克，金银花30克，贯众30克，连翘30克，食盐20克，米醋10毫升。

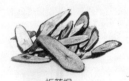

板蓝根

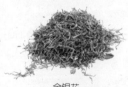

金银花

制法：

将板蓝根、金银花、贯众、连翘加水1 000毫升，煮沸15分钟，去渣，待药液适

贯众

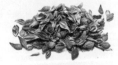

连翘

温后，加入食盐、米醋，调匀后用小毛巾沾药液敷患处。每日3～5次，药液可反复使用。

效用：

清热解毒，消肿止痛。

用于流行性腮腺炎见发热，耳下腮部肿痛者。

提示：

板蓝根清热抗病毒；金银花清热解毒；贯众抗病毒；连翘解毒散结；食盐能清热消炎；米醋软坚散结消肿。各者合用，既可抗病毒以消炎，又可清热消肿散以止痛。可有效帮助腮肿的消散。

11. 小儿汗证

汗证是指小儿在安静状态下，全身或局部无故出汗过多，甚至大汗淋漓为主要表现的病症。中医将汗证分为自汗和盗汗两类。睡中出汗，醒时即止者为盗汗，多因阴虚；不分寤寐，无故出汗者为自汗，多因气虚、阳虚。根据不同的症型采用中药进行沐浴，可有效改善汗证。

方1

防杞止汗洗剂

材料：

枸杞头50克，五倍子30克，浮小麦50克。

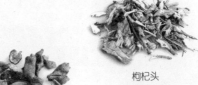

枸杞头

制法：

将枸杞头、五倍子、浮小麦加水3 000毫升，煮沸15分钟，去渣，待药液适温后为幼儿洗头、

五倍子

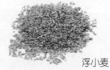

浮小麦

沐浴，每日1次。

效用：

滋阴止汗。

用于小儿夜寐盗汗，五心烦热，潮热，口干，舌红少苔者。夜睡汗多，亦可用于小儿使用抗生素后出现的汗多症。

提示：

枸杞头滋阴收敛止汗；五倍子敛肺降火，止咳止汗，有较好的敛汗止汗作用；浮小麦固表止汗。本方既滋阴，又止汗，是小儿阴虚盗汗的有效洗剂。

方2
芪防敛汗洗剂

材料：

黄芪30克，防风30克，麻黄根15克。

制法：

将黄芪、防风、麻黄根加水3 000毫升，煮沸15分钟，去渣，待药液适温后为幼儿洗头、沐浴，每日1次。

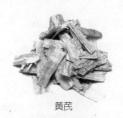

黄芪

效用：

固表益气敛汗。

用于小儿汗出畏风，动则益甚，易感冒，面白，疲乏，气短者。

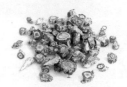

防风

提示：

黄芪补气固表、止汗，对表虚自汗尤有良效；防风固表止汗；麻黄根实表气，固表虚，止虚汗。三者同用，既益气补虚，又固

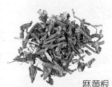

麻黄根

表止汗，是小儿自汗的有效洗剂。

12. 小儿麻痹后遗症

小儿麻痹后遗症是指小儿麻痹病期一年半以上未恢复者。由于肌肉、筋骨、血脉受损，故出现持久性麻痹、挛缩、躯干畸形等症。本病属于中医"痿证"、"痿躄"的范畴。治疗以强壮筋骨、疏通经络为主。采用具有强筋骨、通经络作用的药物进行外洗，有助于效缓解肌肉挛缩。

筋络通洗剂

材料：

伸筋草50克，络石藤50克，鸡血藤50克。

制法：

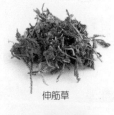

伸筋草

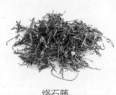

络石藤

将伸筋草、络石藤、鸡血藤置于锅中，加水6 000毫升，煮沸30分钟，去渣，待药液适温后浸泡患侧肢体，每日1次。

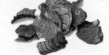

鸡血藤

效用：

壮筋骨，通经络。

用于小儿麻痹后遗症见患肢肌肉萎软松弛，甚或萎缩、骨骼畸形者。

提示：

伸筋草疏通经络；络石藤活络通痹；鸡血藤壮筋骨，和血通络止痹。三药合用，既通络舒筋，又壮骨养血。对小儿麻痹后遗症之筋骨、肌肉麻痹、痉挛有辅助治疗作用。

13. 手足口病

手足口病是由多种肠道病毒引起的常见传染病，多见于婴幼儿。临床以口腔黏膜出现散在疱疹，手、足和臀部出现斑丘疹、疱疹，疱疹周围可有红晕，伴有发热、咽痛、流涎、倦怠、恶心、便秘等为主要临床表现，严重者可出现高热、抖动、肢体痿软，甚则发生喘、脱，危及生命。本病属于中医"温病"范畴，多因湿热疫毒之邪经口鼻而入，发于手足，上熏口咽，外透肌肤而为病。采用具有清热利湿解毒作用的中药进行外洗，可有效改善斑丘疹、疱疹症状，帮助皮损愈合。

金菊紫草洗剂

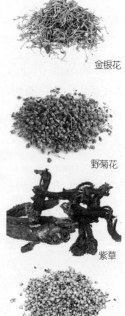

金银花

野菊花

紫草

薏苡仁

材料：

金银花30克，野菊花30克，紫草30克，薏苡仁30克。

制法：

将金银花、野菊花、紫草、薏苡仁置于锅中，加水5 000毫升，煮沸5分钟，去渣，待药液适温后为幼儿沐浴，每日1次。

效用：

清热解毒，利湿透疹。

用于手、足和臀部出现斑丘疹、疱疹，伴有发热、咽痛、流涎、倦怠、恶心、便秘者。

提示：

金银花清热利湿解毒；野菊花清热解毒，专治痘疹疮疡；紫草清热凉血解毒；薏苡仁清热解毒，利湿排脓。四者合用，既能清热凉血，又能利湿解毒，适用于手足口病湿毒俱盛者。疱疹破损者使用本方时不能加入未经煮沸的水，以防感染。

（五）男科

1. 前列腺炎

前列腺炎是成年男性的常见病，可分为急性前列腺炎和慢性前列腺炎。急性前列腺炎是指前列腺非特异性细菌感染所致的急性炎症，主要表现为尿急、尿频、尿痛、直肠及会阴部痛，多伴有恶寒发热等症。慢性前列腺炎主要表现为排尿结束后总有种滴沥不清的感觉，尿道口有"滴白"现象，也就是经常在早晨起来发现尿道口有稀薄水样分泌或较厚稠的乳白色黏液黏着，或者是大便及排尿结束后尿道口有白色液体滴出，常伴会阴部不适或外生殖器、肛门部胀痛等。本病属于中医"淋浊"、"白淫"的范畴。多因湿热下注，淤热郁积所致。采用具有清热利湿，行淤泄浊作用的中药进行坐盆或湿敷，可取得满意的疗效。

方1
龙马洗液

材料：

龙胆草30克，马齿苋30克，黄柏30克，海藻30克。

制法：

龙胆草、马齿苋、黄柏、海藻加水2 500毫升，煎煮

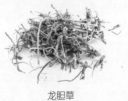
龙胆草

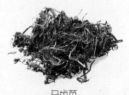
马齿苋

30分钟后，去渣取液，置于盆中，待药液适温后，坐浴20分钟。每日1次，7日为1疗程。

效用：

清热利湿。

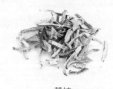

黄柏

用于急性前列腺炎见突发寒战、高热、会阴痛，伴有尿频、尿急、尿道灼痛及排尿困难，兼见口干口苦者。

提示：

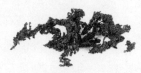

海藻

龙胆草清热燥湿，清肝利胆泻火；马齿苋清热解毒，凉血消肿，除湿通淋；黄柏清热燥湿，杀菌消炎，对引致前列腺炎的金黄色葡萄球菌、大肠杆菌等有良好的杀灭作用；海藻清热软坚散结。各药合用，既清热消炎，又软坚散结，用于坐盆，通过药液的透皮作用使药效直达病灶。

方2
通草洗剂

材料：

木通20克，败酱草100克，血竭10克，车前子30克。

制法：

木通、败酱草、血竭、车前子加水2 500毫升，煎煮30分钟后，去渣取液，置于盆中，待药液适温后，坐浴20分

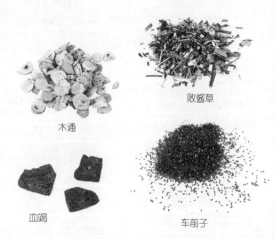

败酱草

木通

血竭

车前子

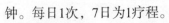
钟。每日1次，7日为1疗程。

效用：

活血通淋。

用于慢性前列腺炎见排尿不畅，尿后余沥未清，或伴有尿道口"滴白"现象，常伴会阴部不适或外生殖器及肛门胀痛感者。

提示：

木通清热利尿，通淋消肿；败酱草清热解毒，祛淤排脓；血竭活血散淤，消肿止痛；车前子利尿通淋，消肿去胀。各药合用，既可清热解毒，利尿通淋而改善排尿困难、尿后余沥等症，又能活血行淤，消肿止痛而缓解会阴、肛门胀痛不适诸侯。本品是慢性前列腺炎患者的有效洗剂。

2. 前列腺增生

前列腺增生是老年男性的多发病，临床以尿频、尿急、夜尿增多及急迫性尿失禁，尿潴留为主要表现。本病属于中医"癃闭"的范畴。多因热毒郁结、气滞血淤而致病。采用具有清热解毒、行滞散淤作用的中药进行坐盆或湿敷，可取得满意的疗效。

方1
青兰红花洗液

材料：

毛冬青30克，泽兰30克，银花藤30克，川红花15克。

制法：

毛冬青、泽兰、

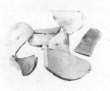
毛冬青

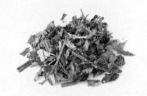
泽兰

银花藤、川红花加水2 500毫升，煎煮30分钟后，去渣取液，置于盆中，待药液适温后，坐浴20～30分钟。每日1次，10日为1疗程。

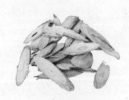

银花藤

效用：

清热解毒，活血通脉。

用于热毒郁结型前列腺增生见小便淋漓不尽，尿色黄赤，尿后尿道口灼热，口干多饮者。

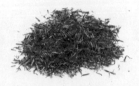

川红花

提示：

毛冬青清热解毒，活血通脉，消肿止痛；泽兰活血化淤，行水消肿；银花藤清热通络，消肿止痛；川红花活血通经，散淤消肿。各药合用，既活血行淤，又清热通络。是前列腺增生者的有效洗剂。

方2
棱术田七慢前洗剂

材料：

三棱30克，莪术30克，皂角刺30克，田七20克。

制法：

三棱、莪术、皂角刺、田七加水2 500毫升，煎煮30分钟后，去渣取液，置于盆中，待药液适温后，坐浴20～30分

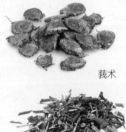

莪术

三棱

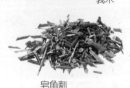

皂角刺

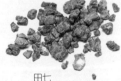

田七

钟。每日1次，10日为1疗程。

效用：

活血化瘀。

用于气滞血瘀型前列腺增生见小便不畅，伴有刺痛，偶见会阴及小腹有坠胀感，舌有紫暗或有瘀点者。

提示：

中医认为淤滞不通是前列腺增生的主要原因，活血行淤，消肿通络是该病行之有效的治疗方法。三棱破血行淤，消积止痛；莪术破血行气，消积散结；皂角刺消肿托毒，排脓散结；田七散淤止血，消肿止痛。各药合用，既行淤散结，又消肿止痛，用药液进行局部浸泡，通过药物的温通和透皮作用，达到软化和消减前列腺增生的作用。

3. 包皮龟头炎

包皮龟头炎系指龟头和包皮黏膜的炎症。包皮过长，包皮垢刺激，局部物理因素刺激，各种感染因素等是主要发病原因。临床以包皮红肿，灼痛，排尿时加重，可有脓性分泌物自包皮口流出为主要表现。中医认为本病的发生多因不洁、湿热下注所致。采用具有清热解毒作用的中药进行浸泡，可收到满意的疗效。

方1
千里芙蓉浸泡液

材料：

千里光20克，芙蓉叶20克，马齿苋30克。

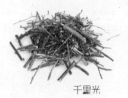
千里光

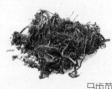
马齿苋

制法：

千里光、芙蓉叶、马齿苋加水1 000毫升，煎煮20分钟后，去渣取液，置于纸杯中，待药液适温后，浸泡龟头15～20分钟。每日2次，5日为1疗程。

芙蓉叶

效用：

清热解毒。

用于热毒型包皮龟头炎见包皮红肿、灼痛、排尿时加重，可有脓性分泌物自包皮口流出，或阴茎头充血、肿胀、或溃疡、糜烂者。

提示：

千里光清热解毒，抗菌消炎；芙蓉叶凉血，消肿排脓；马齿苋清热利湿解毒。各药合用，既清热解毒，又消炎排脓。通过中药直接浸泡龟头、包皮，疗效好，见效快。浸泡时应尽量将包皮翻开，达到充分浸泡的目的。

方2
荆柏苦参浸泡液

材料：

荆芥10克，黄柏20克，苦参20克，蛇床子20克。

制法：

荆芥、黄柏、苦参、蛇床子加水1 000毫升，煎煮20分钟后，去渣取

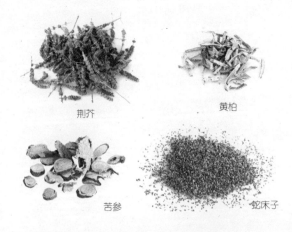

荆芥

黄柏

苦参

蛇床子

液，置于纸杯中，待药液适温后，浸泡龟头15～20分钟。每日2次，5日为1疗程。

效用：

祛风止痒，燥湿解毒。

用于湿热下注型龟头炎见包皮红肿、灼痛、排尿时加重者。

提示：

荆芥疏风透疹，消疮止血；黄柏清热燥湿，解毒疗疮；苦参清热除湿，祛风杀虫，对于阴痒、湿疮、皮肤瘙痒有良效；蛇床子燥湿、祛风、杀虫，对外阴湿疹瘙痒有良好的外治效果。四药合用，既消风止痒，又除湿杀虫，是包皮龟头炎的有效洗剂。

4. 急性睾丸炎

急性睾丸炎是泌尿生殖系急症之一，可因周围器官细菌的逆行感染，亦常并发于菌血症或流行性腮腺炎。临床表现为起病急骤，一侧或双侧睾丸肿大坠痛、输精管、精索增粗，阴囊红肿，伴发热、食欲不振等。本病属于中医"阴痛"的范畴。多因湿邪热毒郁阻经而发病。采用具有清热利湿、行滞开郁作用的中药进行浸泡，可收到满意的疗效。

龙川清热消肿洗剂

材料：

龙胆草30克，川楝子30克，蒲公英30克，橘核15克。

制法：

龙胆草、川楝

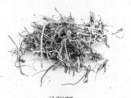

龙胆草

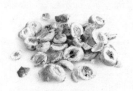

川楝子

子、蒲公英、橘核加水2 500毫升，煎煮20分钟后，去渣取液，置于盆中，待药液适温后，坐浴20～30分钟。每日1次，5日为1疗程。

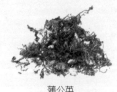

蒲公英

效用：

清热解毒，行滞散结。

用于急性睾丸炎见一侧或双侧睾丸肿大发硬、坠痛，阴囊红肿灼热，伴发热，口苦者。

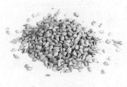

橘核

提示：

中医认为肝经过两胁而绕阴器，湿热郁滞结聚是急性睾丸炎的主要原因。龙胆草清泻肝胆，利湿泄热；川楝子疏肝泄热，理气止痛；蒲公英清热解毒，消肿止痛；橘核理气、散结、止痛，对睾丸肿痛有良效。四药合用，既疏肝理气，又消肿止痛，对缓解急性睾丸炎之硬、肿、胀、痛等症有较好的效果。

5. 阴囊湿疹

阴囊湿疹是一种常见的阴囊皮肤病。有急、慢性之分，急性以阴囊皮肤弥漫性发红、肿胀、有剧烈瘙痒，可同时出现许多针头至米粒大小的丘疹、水疱，经搔抓或摩擦后，红斑、丘疹、水疱破裂，显露出大片湿润糜烂，有大量淡黄色浆液渗出，部分凝结成淡黄色痂等为主要表现。慢性以阴囊皮肤增厚，粗糙如草，颜色发黑，瘙痒难忍为主要表现。本病属于中医"绣球风"、"肾囊风"的范畴。多因湿热积聚、血虚风燥所致。根据成因采取相应的药物进行浸泡，可有效控制湿疹的发展。

方1

双子参柏洗剂

材料：

蛇床子30克，地肤子30克，苦参30克，黄柏30克，白鲜皮30克。

制法：

蛇床子、地肤子、苦参、黄柏、白鲜皮加水2 500毫升，煎煮30分钟后，去渣取液，置于盆中，待药液适温后，坐浴20～30分钟。每日1次，5日为1疗程。

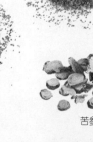

蛇床子

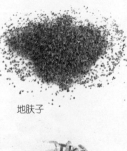

地肤子

苦参

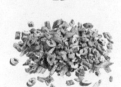

黄柏

白鲜皮

效用：

清热利湿。

用于湿热下注引起的阴囊皮肤弥漫性发红、肿胀，甚或湿润糜烂，有大量黄色液者。

提示：

湿热型阴囊湿疹多因平素嗜食辛辣肥甘，或阴囊潮湿，汗液浸润，内裤摩擦而致。

蛇床子燥湿、祛风、杀虫，对外阴湿疹、瘙痒有良好的外治效果；地肤子清热利湿，祛风止痒，与蛇床子同用，效果更佳；苦参清热燥湿，杀菌止痒；黄柏泻火燥湿，解毒疗疮；白鲜皮清热燥湿，祛风止痒，解毒。各药合用，既清热燥湿以解毒，又祛风而止痒，是湿热下注引起阴囊湿疹的有效洗剂。

方2
养血消风洗剂

材料：

当归10克，玄参30克，生地黄30克，苦参30克，蝉蜕15克。

当归

玄参

制法：

当归、玄参、生地黄、苦参、蝉蜕加水2 500毫升，煎煮30分钟后，去渣取液，置于盆中，待药液适温后，坐浴20～30分钟。每日1次，5日为1疗程。

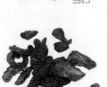
生地黄

苦参

效用：

养血润肤。

用于阴囊湿疹反复发作，皮肤增厚，粗糙如草，颜色发黑，瘙痒难忍。

蝉蜕

提示：

中医有云"治风先治血，血行风自灭"。就是说对于血虚引致的皮肤瘙痒诸症可通过调血活血而达到祛风止痒的目的。当归活血养血，祛风止痒；玄参清热凉血，泻火解毒；生地黄清热凉血，滋阴养血；苦参清热除湿，祛风杀虫，对于阴痒、湿疮、皮肤瘙痒有良效；蝉蜕疏风散热，消风透疹，可有效缓解湿疹瘙痒。各药合用，既活血凉血，又利湿止痒。对慢性阴囊湿疹属血虚风燥者有良效。

6. 遗精

遗精是一种生理现象，是指不因性交而精液自行泄出，有生理性与病理性的不同。病理性的遗精是指非性交时发生精液外泄，一夜2～3次或每周2次以上，或在清醒时精自滑出，伴精神萎靡、头晕耳鸣、失眠多梦、神疲乏力、腰膝酸软、记忆力减退等。中医将精液自遗现象称遗精或失精。有梦而遗者名"梦遗"，无梦而遗，甚至清醒时精液自行滑出者为"滑精"。中医认为本病多由肾虚精关不固，或心肾不交，或湿热下注所致。采用中药浸泡可收到良好的辅助作用。

方1
仙丹止遗液

材料：

仙鹤草30克，牡丹皮30克，黄柏30克，栀子15克。

制法：

仙鹤草、牡丹皮、黄柏、栀子加水2 500毫升，煎煮30分钟后，去渣取液，置于盆中，待药液适温后，坐浴20～30分钟。每日1次，7日为1疗程。

效用：

清热泻火，凉血止遗。

用于湿热下注型遗精见遗精频密，精液黄稠，或伴血丝，

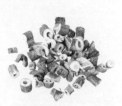

牡丹皮

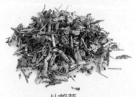

仙鹤草

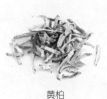

黄柏

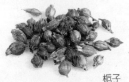

栀子

口干苦，尿黄便结者。

提示：

有很多人误认为遗精一定是肾阳虚衰所致，其实不然，有很大一部分遗精是由于湿热下注扰动精室而致，这种状况在南方尤为明显。因此，遗精的治疗一定要辨证施治。方中仙鹤草解毒止血；牡丹皮清热凉血，活血行淤；黄柏清热燥湿，泻火解毒；栀子泻火除烦，清热利尿，凉血解毒。各药合用，既清热泻火，又凉血止遗，是湿热下注型遗精的有效外用方剂。

方2 金连五倍止遗液

材料：

金樱子15克，黄连10克，五倍子30克，知母20克，海螵蛸15克。

制法：

金樱子、黄连、五倍子、知母、海螵蛸加水2 500毫升，煎煮30分钟后，去渣取液，置于盆中，待药液适温后，坐浴20～30分钟。每日1次，7日为1疗程。

效用：

滋阴泻火，涩精止遗。

用于心肾不交引起的梦遗频繁，睡眠欠佳，

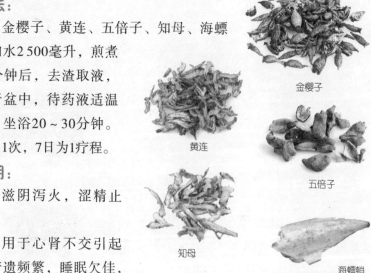

金樱子

黄连

五倍子

知母

海螵蛸

耳鸣心悸，烦热盗汗者。

提示：

金樱子涩精止遗；黄连清热泻火，交通心肾；五倍子降火收敛；知母清热泻火；海螵蛸收敛涩精止遗。各药合用，既滋阴清火，又涩精止遗，是阴虚火旺梦遗者的有效外洗方剂。

7. 阳痿

阳痿是指在有性欲要求时，阴茎不能勃起或勃起不坚，或者虽然有勃起且有一定程度的硬度，但不能保持性交的足够时间，因而妨碍性交或不能完成性交。中医认为本病的发生多与湿热下注、命门火衰、阴虚火旺、情志不畅等因素有关。针对不同病因选择具有对症治疗效果的药液进行坐浴，可有效改善症状。

方1
阳起洗剂

材料：

阳起石30克，淫羊藿30克，巴戟天30克，葱白20克，白酒20毫升。

制法：

阳起石、淫羊藿、巴戟天、葱白加水2 500毫升，煎煮30分钟后，去渣取液，加入白酒，置于盆中，待药液适温后，坐浴20～

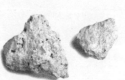

阳起石

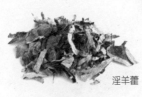

淫羊藿

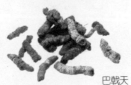

巴戟天

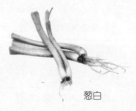

葱白

30分钟。每日1次，7日为1疗程。

效用：

温肾壮阳起痿。

用于命门火衰型阳痿见头晕耳鸣，面色㿠白，畏寒肢冷，精神萎靡，腰膝酸软，精薄清冷者。

提示：

阳起石温肾壮阳起痿；淫羊藿温补肾阳；巴戟天壮阳温肾；葱白通阳起痿。四者合用，可起到温补肾阳，改善阳痿的作用。

方2 蛇黄龙胆起痿液

材料：

蛇床子30克，黄柏30克，龙胆草30克，苦参30克。

制法：

蛇床子、黄柏、龙胆草、苦参加水2 500毫升，煎煮30分钟后，去渣取液，置于盆中，待药液适温后，坐浴20～30分钟。每日1次，7日为1疗程。

效用：

清热利湿起痿。

用于湿热下注型阳痿见阴囊潮湿、臊臭、下肢酸困，小便黄赤，苔黄腻口苦者。

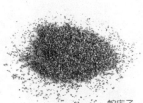
蛇床子

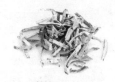
黄柏

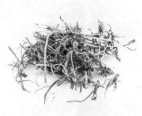
龙胆草

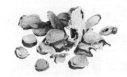
苦参

96

提示：

蛇床子燥湿、祛风、杀虫，对外阴湿疹瘙痒有良好的外治效果；黄柏清热燥湿，泻火解毒；龙胆草清肝利胆，清泻湿火；苦参清热除湿，祛风杀虫，对于阴痒、湿疮、皮肤瘙痒有良效。各药合用既清热泻火，又利湿起痿，是湿热阳痿者有效的辅助洗剂。

8. 早泄

早泄是指射精发生在阴茎进入阴道之前，或进入阴道中时间较短，或男性的性交时间短于2分钟，提早射精，随后阴茎即软，不能完成正常的性交。中医认为本病的发生多因相火炽盛或阴虚阳亢或肾虚不固所致。针对病因，采用不同的药物进行坐浴，对早泄有较好的辅助治疗作用。

方1
双蛸龙牡固涩液

材料：

桑螵蛸15克，海螵蛸15克，龙骨30克，牡蛎30克，五倍子50克，金樱子30克。

制法：

桑螵蛸、海螵蛸、龙骨、牡蛎、五倍子、金樱子加水2 500毫升，煎煮30分钟后，去渣取液，置于盆中，待药液适温后，坐浴20~30分钟。每日1次，7日为1

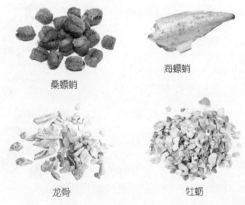

桑螵蛸

海螵蛸

龙骨

牡蛎

健康来系列

疗程。

效用：

收敛止泄。

用于肾虚不固引起的早泄兼见腰酸腿痛，膝软无力者。

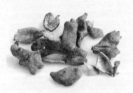

五倍子

提示：

桑螵蛸补肾固精壮阳；海螵蛸收敛固泄；龙骨敛气逐湿，止盗汗，安神，涩精止血，对夜卧盗汗，梦遗，滑精有良效；牡蛎平肝潜阳，镇惊安神，收敛固涩，与龙骨同

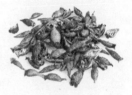

金樱子

用效果更佳；五倍子收敛固泄；金樱子固精涩肠，缩尿止泻，专治早泄、滑精。各药合用，既能固肾涩精，又能收敛止泄。取药液坐盆，通过药物的温热和透皮作用，使药效直达病灶。

方2

三皮收涩洗剂

材料：

牡丹皮15克，地骨皮15克，石榴皮15克，蛇床子30克。

制法：

牡丹皮、地骨皮、石榴皮、蛇床子加水2 500毫升，煎煮30分钟后，去渣取液，置于盆中，待药液适

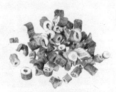

牡丹皮

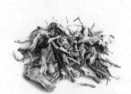

地骨皮

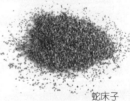

石榴皮

蛇床子

温后，坐浴20~30分钟。每日1次，10日为1疗程。

效用：

滋阴泻火，收涩止泄。

用于阴虚火旺引致的早泄伴有心烦易怒，失眠多梦，口干口苦者。

提示：

牡丹皮清泻相火；地骨皮滋阴泻火；石榴皮收涩止泄；蛇床子固肾收敛止泄。四药合用，既能滋阴清火，又能收涩止泄。

（六）骨伤科

1. 落枕

落枕就是指睡前并无任何症状，晨起后却感到项背部明显酸痛，颈部活动受限的一种病症。临床以晨起突感颈后部、上背部疼痛不适，以一侧为多，或有两侧俱痛者，或一侧重、一侧轻为主要表现。中医认为本病多因夜间睡眠姿势不良或枕头不合适，又或是感受风寒，使颈背部气血凝滞，筋络痹阻而发病。采用具有舒筋活络、通经作用的药物进行热敷，可起到有效的舒缓作用。

羌葛舒筋液

材料：

羌活20克，葛根150克，防风20克，细辛10克。

制法：

将羌活、葛根、

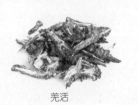

羌活

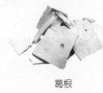

葛根

防风、细辛加水2 000毫升,煮沸20分钟,去渣,待药液适温后,用毛巾沾药液,热敷颈脖,每日1~2次。

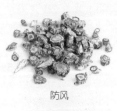

防风

效用:

祛风通络,解肌止痛。

用于寒湿型落枕见颈肩疼痛重着,遇寒加重,得温则减者。

提示:

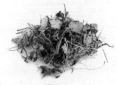

细辛

羌活祛风散寒,除湿止痛,对风湿痹痛,肩背酸痛有良效;葛根解肌发表,可有效舒缓颈肩疼痛;防风祛风解表,胜湿止痛,对于筋脉挛急的风寒湿痹者,与羌活同用效果更佳;细辛温经散寒、祛风止痛,长于治疗寒邪入经络引起的肌肉关节疼痛。各药合用,既祛风通络,又解肌止痛。用药液热敷患处,通过温热和透皮作用,可有效舒缓颈肩部的痛楚。

2. 肩周炎

肩周炎是肩关节周围炎的简称,是一种肩关节周围软组织与关节囊发生慢性退行性病理变化的疾病。多见于50岁左右的中年人,故俗称"五十肩"。本病早期肩关节呈阵发性疼痛,常因天气变化及劳累而诱发,以后逐渐发展为持续性疼痛,并逐渐加重,昼轻夜重,夜不能寐,不能向患侧侧卧,肩关节向各个方向的主动和被动活动均受限。肩部受到牵拉时,可引起剧烈疼痛。本病属于中医"漏肩风"、"肩痹"的范畴。多因中年后气血不足,复因风、寒、湿邪侵袭,或因筋腱劳损而致病。采用具有祛风、散寒、利湿及温经通络、调和气血作用的药物进行外洗,通过温热和透皮作用,可收到良好的止痛、解除肩关节活动受限的效果。

威灵舒肩洗液

材料：

威灵仙20克，姜黄20克，路路通20克，伸筋草50克，桂枝20克，食盐20克。

制法：

将威灵仙、桂枝、姜黄、路路通、伸筋草加水2 500毫升，煮沸20分钟，去渣，待药液适温后，加入食盐，和匀后用毛巾沾药液，热敷患处，每日1～2次。

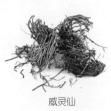

威灵仙

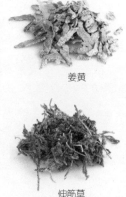

姜黄

路路通

伸筋草

桂枝

效用：

祛风散寒，舒肩通络。

用于急性期肩周炎见肩部疼痛逐渐加重，肩前、后及外侧有压痛，肩关节外展、外旋功能受限，遇风、寒加重者。

提示：

威灵仙祛风除湿，通经活络，主治风湿痹痛、肢体麻木、筋脉拘挛、屈伸不利；姜黄行气破淤，通经止痛，对风湿肩臂疼痛有良效；路路通祛风活络，利水通经，对于关节痹痛、麻木拘挛有良好的舒缓作用；伸筋草祛风除湿，舒筋活络，用于关节酸痛，屈伸不利；桂枝发汗解肌，温经通脉，助阳化气，散寒止痛；食盐溶液可加速循环，缓解肌肉痉挛。各者一同煎水热敷，通过药液的温热和透皮作用，可收到祛风散寒、舒肩通络之效，尤其适用于急性期肩周炎患者。

方2
秦黄养肩洗液

材料：

　　秦艽20克，黄芪20克，当归20克，桑寄生30克，鸡血藤30克，白酒20毫升，食盐20克。

制法：

　　将秦艽、黄芪、当归、桑寄生、鸡血藤加水2 500毫升，煮沸20分钟，去渣，待药液适温后，加入白酒、食盐，和匀后用毛巾沾药液，热敷患处，每日1～2次。

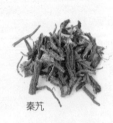

秦艽

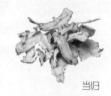

黄芪

当归

桑寄生

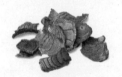

鸡血藤

效用：

　　益气养血，荣筋通络。

　　用于慢性期肩周炎见肩臂疼痛反复发作、日久不愈，以肩周隐痛为主，夜间加重，不能抬肩上举，也不能外展，多伴手足麻痹，头晕眼花者。

提示：

　　秦艽祛风湿，清湿热，止痹痛，主治风湿痹痛、筋脉拘挛、骨节酸痛；黄芪益气固表；当归活血和络，养血荣筋；桑寄生补益肝肾，荣筋通络；鸡血藤补血活血通络，对血虚肢体麻木瘫痪，风湿痹痛有较好的缓解效果；白酒散寒祛风，通行气血；食盐可加速循环，缓解肌肉痉挛。本洗剂既能益气养血和血，又能养筋荣筋通络，是慢性期肩周炎患者的有效洗剂。

3. 网球肘

网球肘的医学名称是肱骨外上髁炎，因网球运动员易患此病而得名。网球肘以肘关节外侧疼痛和压痛，疼痛可沿前臂向手放射，前臂肌肉紧张，肘关节不能完全伸直，肘或腕关节僵硬或活动受限为主要临床表现。本病属于中医"筋伤"的范畴，多因风、寒、湿邪侵袭，或因气血虚弱，血不荣筋或筋腱慢性劳损而成。采用具有散寒利湿、舒筋活络、养血荣筋作用的药物进行外洗，通过药液的温热和透皮作用，可收到良好的临床疗效。

方1
香花洗剂

材料：

乳香20克，红花20克，没药20克，桑枝30克，海桐皮30克。

制法：

将乳香、红花、没药、桑枝、海桐皮加水2 500毫升，煮沸20分钟，去渣，趁热熏蒸肘部及前臂，待药液适温后为，浸洗患处，每日1～2次。

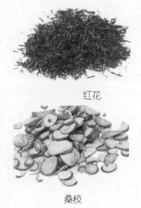
红花

桑枝

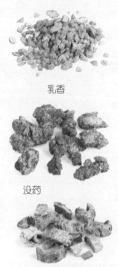
乳香

没药

海桐皮

效用：

祛风利湿，活血通络。

用于风湿痹阻型网球肘见肘关节外侧疼痛和压痛，疼痛可沿前臂向手放射，不能提重物，寒冷及阴雨天加重者。

提示：

乳香活血祛风，舒筋止痛；红花善通利经络，能泻又能补，多用则破血，少用则养血，本方主要取其破血通络之性，故用量稍大；没药散血去瘀，消肿止痛，主治跌打损伤、筋骨诸痛，配乳香同用，活血散瘀、行气舒筋之效更佳；桑枝祛风湿，利关节，行水汽，主治风寒湿痹，四肢拘挛，活动不利；海桐皮祛风湿，通经络，专治风湿痹痛。各药一同煎水外洗，既能祛风利湿通经络，又能活血行瘀止痹痛，是风湿痹阻型网球肘的有效洗剂。

方2
木桑洗剂

材料：

木香20克，桑寄生30克，五加皮20克，续断20克，当归20克，黄芪20克。

制法：

将 木 香 、桑 寄 生 、五 加 皮 、续 断 、当归、黄芪加水2 500毫升，煮沸20分钟，去渣，趁热熏蒸肘部及前臂，待药液适温后，浸洗患处，每日1~2次。

效用：

行气养血，荣养筋腱。

用于气血不足，筋

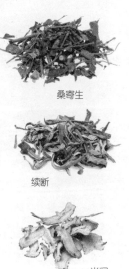

桑寄生

续断

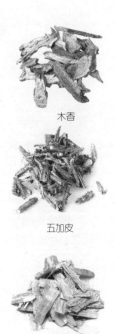

木香

五加皮

当归

黄芪

腱失养型网球肘见肘关节疼痛连绵，前臂肌肉紧张，肘关节不能完全伸直，肘或腕关节僵硬或活动受限，劳累后加重者。

提示：

　　木香行气止痛；桑寄生补肝肾，荣筋腱；五加皮祛风湿，补肝肾，强筋骨；续断补肝肾，强筋骨，调血脉，续折伤，主治肢节痿痹，跌扑创伤，损筋折骨；当归活血和络，养血荣筋；黄芪益气固表。本方既有当归、黄芪的行气养血，又有桑寄生、五加皮、续断的强筋，加上木香的行气止痛，标本同治，是筋腱失养型网球肘的有效洗剂。

4. 骨折

　　骨折是指由于外伤或病理等原因致使骨质部分或完全断裂的一种疾病。其主要临床表现为骨折部有局限性疼痛和压痛，局部肿胀和出现淤斑，肢体功能部位或完全丧失，完全性骨质尚可出现肢体畸形及异常活动。中医对骨折有"疾骨"、"疾胫"等病名的记载。在治疗上中医认为骨折的早、中期以活血化淤，消肿止痛为主，中、后期以接筋续骨，舒筋活络为主。采用具有相应作用的中药进行先熏后洗，可收到满意的临床效果。中药外洗在拆除夹板或石膏后便可开始，但开放性骨折创口未愈合者，禁止外洗。

方1
自然透骨花木洗剂

材料：

　　自然铜30克，骨碎补30克，透骨草50克，红化30克，苏木30克，

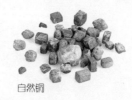

白然铜

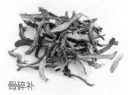

骨碎补

105

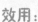

土鳖10克。

制法：

　　将自然铜、骨碎补、透骨草、红花、苏木、土鳖加水2 500毫升，煮沸20分钟，去渣，趁热熏蒸患处，待药液适温后浸洗患处，每日1～2次。

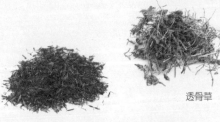

透骨草

红花

苏木

效用：

　　活血化淤，消肿止痛。

　　用于骨折早、中期见淤肿未消，患处疼痛者。

土鳖

提示：

　　自然铜活血化淤止痛；骨碎补补肾强骨，续伤止痛，主治跌扑闪挫，筋骨折伤；透骨草祛风除湿，活血化淤，通经透骨，利尿解毒，用于外洗，可引药透入经络、血脉，从而加强祛风、活血、止痛之效，是骨伤科的常用药物；红花善通利经络，能泻又能补，多用则破血，少用则养血，本方主要取其破血通络之性，故用量稍大；苏木行血通络，祛淤止痛，散风和血，与红花、透骨草等同用，对外伤肿痛有很好的缓解作用；土鳖破血逐淤、续筋接骨，专治骨折损伤、淤滞疼痛。各药一同煎水外洗，可有效缓解骨折早期及中期的淤肿和疼痛。本洗剂破淤力强，孕妇及月经过多者忌用。

健康来系列

方2
黑老虎洗剂

材料：

黑老虎30克，两面针30克，骨碎补30克，路路通30克，鸡血藤50克。

制法：

将黑老虎、两面针、骨碎补、路路通、鸡血藤加水2 500毫升，煮沸20分钟，去渣，趁热熏蒸患处，待药液适温后浸洗，每日1～2次。

效用：

接筋续骨，舒筋活络。

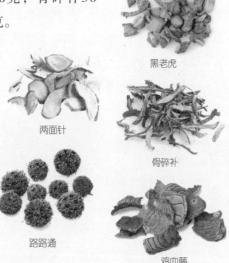

黑老虎

两面针

骨碎补

路路通

鸡血藤

用于骨折中、后期见淤肿基本消退，功能活动未完全恢复，或关节僵硬活动不灵者。

提示：

黑老虎行气止痛，散淤通络，主治跌打损伤、骨折及风湿痹痛；两面针行气止痛，活血散淤，通络祛风，主治跌打损伤，风湿痹痛；骨碎补补肾强骨，续伤止痛，主治跌扑闪挫，筋骨折伤；路路通祛风活络，利水通经，主治关节痹痛，麻木拘挛；鸡血藤散气活血，舒筋活络，对手足麻木、肢体瘫痪、风湿痹痛有良效。本方多以藤类药为主，目的是在接筋续骨的基础上，加强舒筋活络的效用，帮助因骨折固定而引致的关节僵硬及筋络活动不利，是骨折中后期的有效洗剂。

5. 踝关节扭挫伤

踝关节扭挫伤是指踝关节遭受内、外翻和扭转牵拉外力而引起踝部筋肉的损伤，是常见的软组织损伤之一。主要表现为扭伤后踝部即时出现肿胀，淤斑，疼痛，跛行或不能行走。踝关节扭挫伤有内翻和外翻之分。内翻扭伤时，在外踝前下方肿胀、压痛明显，将足部内翻时疼痛加剧。外翻损伤时，在内踝前下方肿胀、压痛明显，将足部外翻时疼痛加剧。本病属于中医"伤筋"的范畴。治疗上早期以活血祛淤，消肿止痛为主，中后期以舒筋活络，活血壮筋为主。通过药液的熏蒸、浸泡，可有效缓解疼痛，帮助淤肿消散，尽早恢复功能活动。

方1
乳没双黄洗剂

材料：

乳香20克，没药20克，大黄20克，黄柏20克，侧柏叶30克，泽兰20克，红花15克，透骨草30克。

制法：

将乳香、没药、大黄、黄柏、侧柏叶、泽兰、红花、透骨草加水2 500毫升，煮沸20分钟，去渣，趁热熏蒸患处，待药液适温后浸洗，每日1～2次。

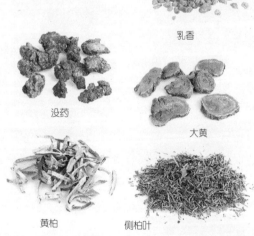

乳香

没药

大黄

黄柏　　侧柏叶

效用：

活血祛淤，消肿止痛。

用于踝关节扭挫伤早、中期。

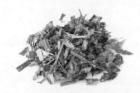
泽兰

提示：

乳香活血去风，舒筋止痛；没药散血
去淤，消肿止痛，主治跌打损伤、筋骨诸
痛，配乳香同用，活血散淤、行气舒筋之效
更佳；大黄泻热通肠，凉血解毒，逐淤通
经，对跌打损伤属淤热者有良好的清热散淤
疗效；黄柏清热燥湿；侧柏叶凉血止血，祛
风湿，散肿毒；泽兰活血化淤，行水消肿；
红花善于通利经脉，既能泻又能补，多用则
破血，少用则养血，本方主要取其破血通络
之性，故用量稍大；透骨草祛风除湿，活血

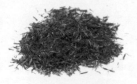
红花

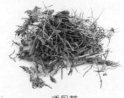
透骨草

化淤，通经透骨，利尿解毒，用于外洗，可引药透入经络、血脉，
从而加强祛风、活血、止痛之效，是骨伤科的常用药物。本方集活
血祛淤消肿，清热凉血止痛于一体，是踝关节扭挫伤早、中期的有
效洗剂。

方2

舒筋活踝洗剂

材料：

当归15克，羌活
15克，川木瓜15克，
丝瓜络30克，路路通
30克，鸡血藤30克，

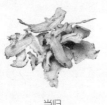
当归

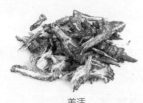
羌活

伸筋草30克。

制法：

将当归、羌活、川木瓜、丝瓜络、路路通、鸡血藤、伸筋草加水2 500毫升，煮沸20分钟，去渣，趁热熏蒸患处，待药液适温后浸洗，每日1～2次。

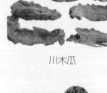
川木瓜

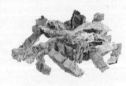
丝瓜络

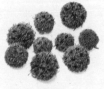
路路通

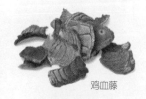
鸡血藤

效用：

活血舒筋，强壮关节。

用于踝关节扭挫伤后期。

伸筋草

提示：

当归补血活血，用于治疗风湿痹痛、跌扑损伤；羌活散寒祛风，除湿止痛，用于风湿痹痛，肩背酸痛；川木瓜平肝舒筋，和胃化湿，用于湿痹拘挛，腰膝关节酸重疼痛；丝瓜络祛风通络活血，对于筋络关节痹痛拘挛有良好的舒缓作用；路路通祛风活络，利水通经，主治关节痹痛，麻木拘挛；鸡血藤散气活血，舒筋活络，对手足麻木、肢体瘫痪、风湿痹痛有良效；伸筋草祛风除湿，舒筋活络，用于关节酸痛，屈伸不利。各药煎水外洗，通过药液的温热和透皮作用，可有效舒缓筋骨关节的拘急痉挛，是踝关节扭挫伤后期帮助功能恢复的有效洗剂。

6. 急性腰扭伤

急性腰扭伤是腰部肌肉、筋膜、韧带等软组织因外力作用突然受到过度牵拉而引起的急性撕裂伤，常发生于搬抬重物、腰部肌肉强力收缩时。临床以突发性一侧或双侧腰部疼痛，活动受限，重者疼痛剧烈，当即不能活动；轻者尚能工作，但休息后或次日疼痛加重，甚至不能起床为表现。本病又称"闪腰"、"弹背"。中医认为本病的发生，多与闪扑用力，气滞血淤有关。采用具有行气活血、散淤止痛、舒筋活络作用的中药进行热敷，有助解除腰部肌肉痉挛，缓解疼痛，恢复活动。

方1 双乌消痛洗剂

材料：

川乌10克，草乌10克，延胡索20克，两面针30克，忍冬藤30克，土鳖20克。

制法：

将两面针、忍冬藤、川乌、草乌、延胡索、土鳖加水2 500毫升，煮沸20分钟，去渣，待药液适温后用毛巾沾药液热敷腰部，每日1～2次。

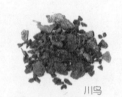
川乌

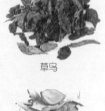
草乌

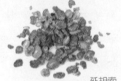
延胡索

效用：

活血行淤，通络止痛。

用于急性腰扭伤早中期见突发性一侧或双侧腰部疼痛，活动受限，行走困难，咳嗽、喷嚏时疼痛加剧，或伴淤肿，压痛者。

两面针

忍冬藤

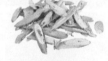

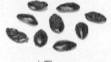
土鳖

提示：

川乌、草乌均有良好的祛风除湿，温经止痛作用，主治风寒湿痹、关节疼痛，两者同用，效果更佳，但两者均有毒性，慎内服，多以外用为主；延胡索活血、利气、止痛，能利血中之气滞，行气中之血淤，专治一身上下诸痛，与川乌、草乌同用，对跌扑闪伤引致的疼痛有很好的缓解效果；两面针行气止痛，活血散瘀，通络祛风，主治跌打损伤，风湿痹痛；忍冬藤清热解毒，疏风通络，主治风湿热痹之红肿热痛；土鳖破血逐淤、续筋接骨，专治骨折损伤、淤滞疼痛。各药煎水热敷，通过药液的温热和透皮作用，可有效缓解急性腰扭伤引致的疼痛和活动不利。

方2
狗牛强筋洗剂

材料：

狗脊30克，牛膝20克，独活20克，伸筋草30克，鸡血藤30克，桑寄生30克，白酒20毫升。

制法：

将狗脊、牛膝、独活、伸筋草、鸡血藤、桑寄生加水2 500毫升，煮沸20分钟，去渣，加入白酒，待药液适温后用毛巾沾药液热敷腰部，每日1~2次。

效用：

固肝肾，强筋骨。
用于急性腰扭伤后

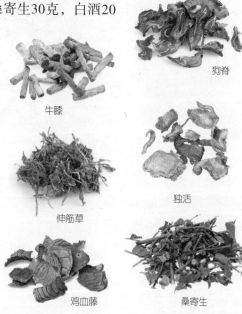

狗脊

牛膝

独活

伸筋草

鸡血藤

桑寄生

期见腰痛隐隐，腰酸乏力，劳累后加重者。

提示：

狗脊祛风湿，补肝肾，强腰膝，专治风湿痹痛，腰膝酸软；牛膝补肝肾，强筋骨，活血通经，对腰膝酸痛，下肢痿软有疗效；独活祛风胜湿，散寒止痛，用于风寒湿痹，腰膝疼痛；伸筋草祛风除湿，舒筋活络，用于关节酸痛，屈伸不利；鸡血藤行气活血，舒筋活络，对手足麻木、肢体瘫痪、风湿痹痛有良效；桑寄生补肝肾，荣筋腱；白酒可通血脉、御寒气、行药势，对风寒痹痛、筋脉挛急有良好的缓解效果。七者煎水热敷，既能补肝肾，强筋骨，又能舒筋活络。通过药液的温热和透皮作用，可有效缓解急性腰扭伤后期的腰痛隐隐，腰酸乏力诸症。

7. 腰椎间盘突出症

椎间盘位于相邻两椎体之间，由内、外两部构成，外部为纤维环，由多层呈环状排列的纤维软骨环组成，围绕在髓核的周围，可防止髓核向外突出，纤维坚韧而有弹性；内部为髓核，是一种富有弹性的胶状物质，有缓和冲击的作用。成年人，椎间盘发生退行性改变，纤维环中的纤维变粗，发生玻璃变性以致最后破裂，使椎间盘失去原有的弹性，不能担负原来承担的压力。在过度劳损，体位骤变，猛力动作或暴力撞击下，纤维环即可向外膨出，从而髓核也可经过破裂的纤维环的裂隙向外突出，这就是所谓的椎间盘突出。腰椎间盘突出症是以腰痛和一侧下肢放射痛为主要临床症状，可伴有脊柱侧弯畸形、脊柱活动受限、腰部压痛伴放射痛、椎间盘突出部位的患侧棘突旁有局限的压痛点，并伴有向小腿或足部的放射痛。本病属于中医"腰痛"、"腰腿痛"的范畴。多因肝肾亏虚，筋骨失养，外受风、寒、湿邪，慢性劳损，跌扑闪挫，先天畸形等因素而诱发。采用具有祛风散湿、活血通脉、滋养肝肾、舒筋活络作用的药物进行热敷，可扩张血管、改善局部血液循环、促进炎症及淤血的吸收，缓解肌肉痉挛，并通过药物的透皮作用，使药效直达病灶，使治疗更直接、更有效。

方1
防泽清热消淤液

材料：

防己20克，泽泻30克，葛根50克，薏苡仁30克，山栀子20克，当归20克，延胡索20克。

防己

制法：

将防己、泽泻、葛根、薏苡仁、山栀子、当归、延胡索加水2 500毫升，煮沸20分钟，去渣，待药液适温后用毛巾沾药液热敷腰部，每日1～2次。

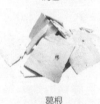

泽泻

葛根

薏苡仁

效用：

清热利湿，活血祛风。

用于湿热淤阻型腰椎间盘突出症见腰部刺痛或沉坠重涩，并向下肢放射，尿黄便干，口干口苦者。

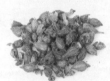

山栀子

当归

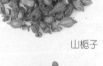

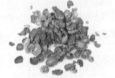

延胡索

提示：

防己祛风湿而通络，主治风湿痹痛；泽泻渗湿热，消水肿；葛

一 各论

根解肌发表，可有效舒缓肌肉疼痛；薏苡仁利水消肿、健脾去湿、舒筋除痹；山栀子清热泻火凉血，对扭伤肿痛有良效；当归补血活血，用治风湿痹痛、跌扑损伤；延胡索活血、利气、止痛，能行血中之气滞，气中之血淤，专治一身上下诸痛。各药煎水热敷腰部，通过药液的温热和透皮作用，可有效缓解湿热淤阻型腰椎间盘突出引起的各种症状。

方2
桑艾温经护腰液

材料：

桑寄生30克，艾叶30克，附子10克，细辛6克，杜仲20克，淫羊藿20克，食盐20克，白酒20毫升，米醋20毫升。

制法：

将桑寄生、艾叶、附子、细辛、杜仲、淫羊藿加水2 500毫升，煮沸20分钟，去渣，待药液适温后，加入米醋、食盐、白酒，用毛巾沾药液热敷腰部，每日1～2次。

效用：

固肾强筋，温经止痛。

用于肾虚型腰椎间盘突症出见腰腿痛反复发作，腰背酸冷，下肢痿软无力，遇劳加重者。

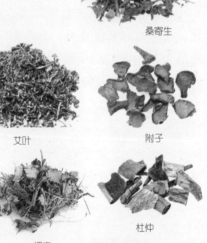

桑寄生

艾叶

附子

细辛

杜仲

淫羊藿

提示：

桑寄生补肝肾，荣筋腱；艾叶理气血，逐寒湿，温经通络；附子回阳救逆，补火助阳，散寒止痛，对腰脊风寒、周身骨节疼痛有良好的温通散寒作用；细辛温经散寒、祛风止痛，长于治疗寒邪入络引起的肌肉关节疼痛；杜仲补肝肾，壮腰骨；淫羊藿补肝肾，强筋骨，祛风湿，主治风湿痹痛，肢体麻木拘挛，筋骨痿软，步履维艰；食盐可消炎解痉；白酒可通血脉、御寒气、行药势，对风寒痹痛、筋脉挛急有良好的缓解效果，米醋能软筋通络。各者煎水热敷腰部，通过药液的温热和透皮作用，既可固肾强筋，又能温经止痛，是肾虚腰腿痛的有效洗剂。

8. 骨质增生症

骨质增生症又称为增生性骨关节炎、肥大性关节炎，俗称"骨刺"。是由于构成关节的软骨、椎间盘、韧带等软组织变性、退化，关节边缘形成骨刺，滑膜肥厚等变化而出现骨破坏，引起继发性的骨质增生，导致关节变形，引起关节疼痛，活动受限等症状的一种疾病。本病属于中医"骨痹"的范畴。多因气血不足，肝肾亏虚，风寒湿邪侵入骨络或跌扑闪挫，伤损骨络，以致气血淤滞，运行失畅，不通则痛。骨质增生症可发生于全身各部，尤以颈椎、腰椎、髋关节、膝关节、跟骨结节等部位较为常见。治疗以活血化淤，软坚消肿，疏通经络，补肾健骨为主。

方1
灵葛骨刺洗剂

材料：

威灵仙100克，葛根100克，赤芍50克，白芍50克，桂枝15克。

制法：

将威灵仙、葛根、赤芍、白芍、桂枝加水2 500毫升，煮沸20分钟，去渣，待药液适温后，用毛巾沾药液热敷颈部，每日1～2次。

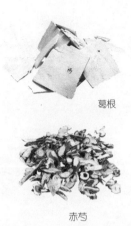

葛根

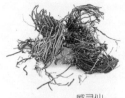

威灵仙

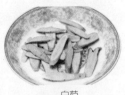

白芍

赤芍

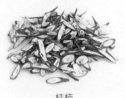

桂枝

效用：

活血通络，舒筋行痹。

用于颈椎骨质增生见颈部酸胀疼痛，上肢发麻、乏力者。

提示：

威灵仙能祛风湿，通经络，并能软坚散结消骨刺，对骨质增生也有较好的治疗效果；葛根解肌发表，可有效舒缓颈部肌肉疼痛；赤芍凉血活血行淤，通络；白芍养血柔肝，通顺血脉，缓中止痛；桂枝发汗解肌，温经通脉，助阳化气，散寒止痛。各药煎水热敷颈部，通过药液的温热和透皮作用，起到活血通络，舒筋行痹的作用，是颈椎骨质增生见颈部酸胀疼痛，上肢发麻者的有效洗剂。

方2 蜈蚣透骨洗剂

材料：

蜈蚣3条，透骨草50克，桑枝30克，桑寄生30克，牛膝20克。

制法：

将蜈蚣、透骨草、桑枝、桑寄生、牛膝加水2 500毫升，煮沸20分钟，去渣，待药液适温后，用毛巾沾药液热敷腰部或膝部，每日1～2次。

效用：

舒筋活络，壮腰通痹。

用于腰椎、膝关节骨质增生见腰膝酸软疼痛，或膝关节肿痛，活动不利者。

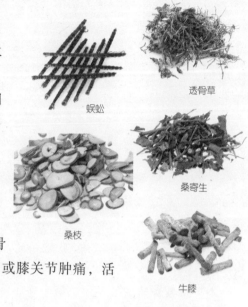

蜈蚣

透骨草

桑寄生

桑枝

牛膝

提示：

蜈蚣息风镇痉，攻毒散结，通络止痛；透骨草祛风除湿，活血化瘀，通经透骨，利尿解毒，用于外洗，可引药透入经络、血脉，从而加强祛风、活血、止痛之效；桑枝祛风湿，利关节，行水汽，主治风寒湿痹，四肢拘挛，活动不利；桑寄生补肝肾，荣筋腱；牛膝补肝肾，强筋骨，活血通经，对腰膝酸痛，下肢痿软有疗效。各药煎水热敷腰、膝部，通过药液的温热和透皮作用，起到舒筋活络、壮腰通痹的作用。

方3
足跟骨刺消浸液

材料：

威灵仙100克，土鳖20克，芒硝30克，米醋50毫升。

制法：

将威灵仙、土鳖、芒硝加水2 200毫升，煮沸20分钟，去渣，加入米醋，待药液适温后，浸泡足跟部，每日1～2次。

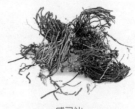

威灵仙

效用：

活血化淤，软坚消刺。

用于跟骨结节部骨质增生引起的走路时脚底疼痛，以起床下地第一步痛不可忍，时轻时重者。

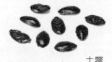

土鳖

提示：

威灵仙能祛风湿，通经络，并能软坚散结消骨刺，对骨质增生也有较好的治疗效果；土鳖破血逐瘀、续筋接骨，专治骨折损伤、淤滞疼痛；芒硝润燥软坚，清火消肿；

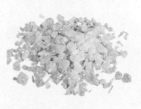

芒硝

米醋软坚散结，有助骨刺消减。各者合用，既能活血化淤止疼痛，又能软坚消肿消骨刺。浸泡足跟部，通过药物的温热和透皮作用，直接作用于患部，可有效减轻症状。

（七）皮肤科

1. 带状疱疹

带状疱疹是由水痘带状疱疹病毒引起的急性炎症性皮肤病。以簇集水泡，沿一侧周围神经作群集带状分布，伴有明显神经痛为主要临床特点。本病属中医"蛇串疮"、"缠腰火丹"的范畴。多因肝经郁气化火、湿热蕴脾成毒，加之外感毒邪而发病。采用具有清热利湿解毒、行气通络止痛作用的中药进行外洗，可收到满意的疗效。

健
康
来
系
列

方1
双柏银荷洗剂

材料：

侧柏叶30克，黄柏30克，金银花30克，薄荷20克。

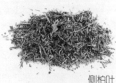

侧柏叶

制法：

将侧柏叶、黄柏、金银花、薄荷加水2 500毫升，煎煮20分钟后去渣取液，待适温后敷洗患处20分钟。每日1~2次。

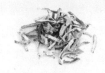

黄柏

效用：

清热解毒，祛风止痒。

用于带状疱疹初起见皮肤红色斑丘疹，继而出现簇集成群的水疱，皮肤痒痛或如火燎感。

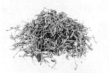

金银花

提示：

带状疱疹的初期，治疗应以清热凉血，解毒疏风为主。侧柏叶清热凉血解毒；黄柏清热利湿解毒；金银花清热解毒，对各种皮肤疮痘

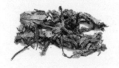

薄荷

湿疹有良效；薄荷疏风清热止痒。各药一同煎水外敷或外洗，通过药物与皮肤的直接接触，既清热解毒，又消风止痕，是疱疹初起期的有效洗剂。由于带状疱疹破损后容易发生感染，因而外洗时要注意避免使用未经煮沸的药液，或加入未经煮沸的冷水来调温。

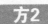

鬼马贯众洗剂

材料：

鬼羽箭30克，马齿苋50克，贯众30克，露蜂房10克，薏苡仁30克。

制法：

将鬼羽箭、马齿苋、贯众、露蜂房、薏苡仁与清水2500毫升，煎煮20分钟后去渣取液，待适温后敷洗患处20分钟。每日1～2次。

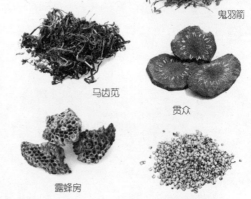

鬼羽箭

马齿苋

贯众

露蜂房

薏苡仁

效用：

解毒利湿，止痛收敛。

用于带状疱疹湿毒炽盛型见皮肤潮红，疱壁紧张，疼痛剧烈，或起黄白水疱，疱破流水，伴有口苦咽干，便结尿黄者。

提示：

带状疱疹的中后期，治疗应以清热毒，抗病毒，排脓收敛为主。鬼羽箭清热凉血解毒，外用对皮肤疮疡肿毒颇有疗效；马齿苋清热解毒；贯众清热毒，抗病毒；露蜂房祛风止痒，攻毒止痛，对带状疱疹引起的神经性疼痛有较好的缓解效果；薏苡仁清热利湿、解毒排脓，有助疱疹脓水的收敛。各药合用，既清解热毒，又收敛止痛，通过药液与皮肤的直接接触，加快疱疹的收敛和痊愈。由于带状疱疹破损后容易发生感染，外洗时要注意避免使用未经煮沸的药液，或加入未经煮沸的冷水来调温。

2. 癣

癣，是由致病真菌感染所引起的传染性皮肤病。可分为浅部真菌和深部真菌两大类。临床上大多数真菌病属浅部真菌病，只侵犯表皮、角质层、毛发和甲板等体表部位。根据真菌感染的不同部位，可分为头癣（秃疮）、手癣（鹅掌风）、足癣（香港脚）、甲癣（灰指甲）、体癣（钱癣）、股癣（阴癣）、花斑癣（汗斑）等。以不同形状和程度的皮损、瘙痒为主要临床表现。中医认为癣的发生，多因风、湿、热、虫、毒等而致病。采用具有祛风、清热、燥湿、杀虫、解毒作用的药物进行泡洗，可收到满意效果。

方1
川椒双皮手癣洗剂

材料：

川椒15克，土槿皮30克，白鲜皮30克，米醋500毫升。

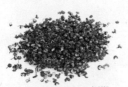

川椒

制法：

将川椒、土槿皮、白皮鲜、米醋加水2 000毫升放入瓦煲内，浸泡2小时，煮沸5分钟后，去渣取液，置于盆中，待药液适温后浸泡双手20分钟。每日1～2次。

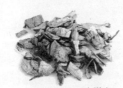

土槿皮

效用：

清热解毒，杀虫止痒。

用于手癣见手掌或指间潮红、湿烂，或水疱如晶，干涸脱屑，瘙痒难忍者。

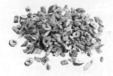

白鲜皮

提示：

川椒燥湿杀虫，专治皮肤疮癣瘙痒；土槿皮止痒杀虫，主治手脚癣，对局限性神经性皮炎、湿疹、瘌痢头等有良好的治疗效果；白鲜皮清热燥湿，祛风止痒，解毒，对风热湿毒所致的风疹、湿疹、疥癣疮癞有较好的治疗作用。现代药理研究表明，白鲜皮的水浸液对多种致病真菌均有不同程度的抑制作用。米醋杀菌去毒，对腋臭、顽癣有良效。由于米醋易于挥发，不宜久煎。

方2
香港脚洗剂

材料：

蛇床子20克，地肤子20克，苦参20克，百部20克，黄柏20克，白矾20克。

制法：

将蛇床子、地肤子、苦参、百部、黄柏加水3 000毫升放入瓦煲内，煮沸20分钟后，去渣取液，置于盆中，加入白矾，搅拌至溶化，待药液适温后浸泡双脚20分钟。每日1～2次。

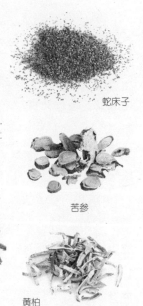

蛇床子

地肤子

苦参

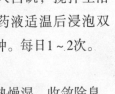

百部

黄柏

效用：

清热燥湿，收敛除臭。

用于"香港脚"见脚趾间起水疱、脱皮或皮肤发白湿软，或糜烂，发臭，剧痒者。

提示：

"香港脚"亦即脚癣，又叫脚气，是由

白矾

真菌引起的常见皮肤病。蛇床子温肾壮阳，燥湿杀虫，祛风止痒。现代药理研究发现，蛇床子的有效成分有明显的抗真菌和抗霉菌作用；地肤子清热利湿，祛风止痒，既可去皮肤中的积热，又可除皮肤外湿痒，对多种皮肤真菌，均有不同程度的抑制作用；苦参清热燥湿，解毒收敛；百部杀菌止痒；黄柏清热利湿解毒；白矾解毒杀虫，燥湿止痒。通过药液的直接浸泡，可起到有效的杀菌收敛，止痒除臭作用。

方3
股癣洗剂

材料：

黄柏20克，苦参20克，蛇床子20克，马齿苋50克，地榆30克。

制法：

将黄柏、苦参、蛇床子、马齿苋、地榆加水2 500毫升，煎煮20分钟后去渣取液，待适温后敷洗或坐浴患处20分钟。每日1～2次。

效用：

清热解毒，杀菌止痒。

用于股癣见边缘清晰、稍微隆起的红斑，或有皮疹、水疱、痂皮，甚至糜烂，形成环形者。

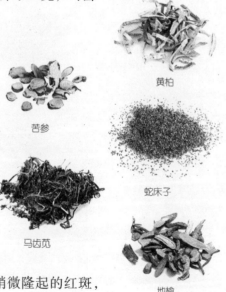

黄柏

苦参

蛇床子

马齿苋

地榆

提示：

中医认为股癣的发生，多因风、湿、热、毒凝聚皮肤所致。治宜清热利湿解毒，祛风杀菌止痒。黄柏清热燥湿，杀菌解毒；苦参清热燥湿，解毒收敛；蛇床子温肾壮阳，燥湿杀虫，祛风止痒。现代药理研究发现，蛇床子的有效成分有明显的抗真菌和抗霉菌作用；马齿苋清热解毒；地榆凉血止血，清热解毒，消肿敛疮。通过药液的直接浸泡，可起到有效的清热解毒，杀菌止痒作用。

方4 汗斑洗液

材料：

白附子10克，白鲜皮30克，苦参30克，百部30克，赤芍20克。

制法：

将白附子、白鲜皮、苦参、百部、赤芍加水2 500毫升，煎煮20分钟后去渣取液，待适温后敷洗患处20分钟。每日1～2次。

效用：

祛风活血，清热利湿。

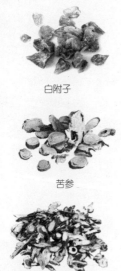

白附子

白鲜皮

苦参

百部

赤芍

提示：

中医认为本病之发生，多因风、湿、热邪侵入毛孔，与气血凝滞，毛窍闭塞所致。因而治疗上多以祛风活血，清热利湿为主。白附子燥湿化痰，祛风止痉，解毒散结；白鲜皮清热燥湿，祛风止痒，解毒；苦参清热燥湿，解毒收敛；百部杀菌止痒；赤芍活血行瘀，通经利窍。各药共煎取汁外洗，通过药液的直接接触和透皮作用，可起到良好的消斑作用。方中白附子有毒，孕妇慎用。

3. 疥疮

疥疮是由疥虫引起的接触传染性皮肤病。本病传染性强，易在家人或集体宿舍中互相传染。疥疮以瘙痒，特别是夜间阵发性剧烈瘙痒、红色小丘疹、丘疱疹小水疱、隧道、结节和结痂为主要临床表现。中医认为本病的发生多因疥虫、风热、湿毒而致病。采用具有清热燥湿解毒，祛风止痒杀虫作用的中药进行熏洗，可收到满意的效果。

百苦疥疮洗液

材料：

百部50克，苦楝皮50克，硫黄20克。

制法：

将百部、苦楝皮、硫黄加水3 000毫升，煮沸20分钟，去渣取液，待适温后敷洗患处20分钟。每日1～2次。

百部

效用：

解毒杀虫，燥湿止痒。

用于疥疮见瘙痒剧烈、红色小丘疹、丘疱疹小水疱、隧道、结节和结痂者。

苦楝皮

硫黄

提示：

疥疮是由于疥虫感染引起的皮肤病，以皮肤剧烈瘙痒（晚上尤为明显）为特征，本病传染性强，蔓延迅速。中药外洗对疥疮有良好的效果。百部杀虫止痒，特别是对各种虫虱均有较好的杀灭效果；苦楝皮驱虫疗癣，外治疥癣瘙痒；硫黄解毒杀虫、燥湿止痒。通过药液对皮肤的直接浸泡，可有效杀灭疥虫，促进疥疮痊愈。

4. 脓疱疮

脓疱疮是一种常见的化脓性传染性皮肤病。以初起瘙痒，继之为丘疹或水疱，迅速变为有炎性红晕的脓疱及脓痂为主要临床表现。好发于颜面、四肢等暴露部位。多见于儿童，好发于夏、秋季节。本病属于中医"黄水疮"的范畴。多因暑热湿毒蕴郁肌肤，或因脾胃湿热郁蒸发于肌肤所致。采用具有清热解毒，利湿排脓作用的中药进行湿敷或淋洗，可收到良好的治疗作用。

马苦英花清疮液

材料：

马齿苋50克，苦参50克，蒲公英30克，野菊花30克。

制法：

将马齿苋、苦参、蒲公英、野菊花加水2 500毫升，煮沸15分钟，去渣取液，待药液适温后，湿敷或淋洗患处20分钟。每日1～2次。

效用：

清热解毒，利湿排脓。

用于各种类型的脓疱疮。

提示：

马齿苋清热凉血解毒；

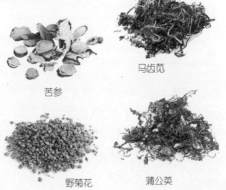

苦参

马齿苋

野菊花

蒲公英

苦参清热燥湿，解毒收敛；蒲公英抗菌消炎，解毒消痈；野菊花清热解毒，消肿。对疔疮、痈疽、丹毒、湿疹、皮炎有良效。现代药理研究表明，野菊花对金黄色葡萄球菌、链球菌、绿脓杆菌等均有抑制作用。各药合用，既利湿解毒，又消炎排脓。用药液直接湿敷或淋洗患处，可有效清除脓液，促进结痂愈合。由于脓疱疮易于感染，外洗时要注意避免使用未经煮沸的药液，或加入未经煮沸的冷水来调温。外洗时以淋洗为宜，避免药液重复使用而引发感染。

5. 湿疹

湿疹是一种由多种内外因素引起的炎症性皮肤病。以皮疹形态多样，瘙痒剧烈，分布对称，渗液性，反复发作，易演变成慢性为主要临床表现。可发生于任何年龄，任何季节，皮疹可泛发于任何部位，也可局限于某一处。本病属于中医"浸淫疮"的范畴。多因饮食不节，嗜食鱼虾海味，辛辣燥热之品，外受湿热邪毒而发病。采用清热解毒，利湿止痒的中药进行外洗，可收到满意的疗效。

方1
双地黄仙洗剂

材料：

地肤子30克，地榆30克，黄柏30克，仙鹤草30克，苦参30克。

制法：

将地肤子、地榆、黄柏、仙鹤草、苦参加水3 000毫升，煮沸20分钟，去渣取液，待药液适温后，浸洗患处20分钟。每日1～2次。

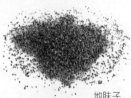
地肤子

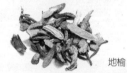
地榆

效用：

清热解毒，燥湿敛疹。

用于急性湿疹见皮损潮红，渗液，瘙痒，糜烂者。

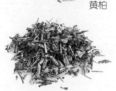

黄柏

提示：

地肤子清热利湿，祛风止痒，适宜治疗风疹、湿疹、皮肤瘙痒等症；地榆凉

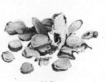

苦参

仙鹤草

血止血，清热解毒，消肿敛疮；黄柏清热利湿解毒；仙鹤草收敛杀虫止痒，凉血解毒消肿；苦参清热燥湿，解毒收敛。各药合用，既清热解毒利湿，又凉血收敛止痒，通过药液浸洗患处，对急性湿疹见皮损潮红，渗液，瘙痒，糜烂者有良好的治疗效果。由于湿疹有皮损、糜烂者易于感染，外洗时要注意避免使用未经煮沸的药液，或加入未经煮沸的冷水来调温。

方2
苦蝉洗剂

材料：

苦参30克，蝉蜕20克，银花藤30克，益母草20克，食盐30克。

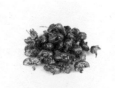

蝉蜕

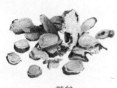

苦参

制法：

将苦参、蝉蜕、银花藤、益母草加水2 500毫升，煮沸20分钟，去渣取液，加入食盐，搅拌

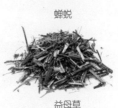

益母草

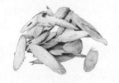

银花藤

至食盐溶化，待药液适温后，浸洗患处20分钟。每日1～2次。

效用：

解毒燥湿，养血祛风。

用于湿疹反复发作，久病不愈皮损暗淡或色素沉着，或见皮损增厚粗糙者。

提示：

苦参清热燥湿，解毒收敛；蝉蜕疏风清热，透疹止痒，对慢性湿疹瘙痒有较好的止痒效果；银花藤清热解毒，疏风通络；益母草活血行淤，通络益肤；食盐可消炎止痒。各者合用，既清热解毒燥湿，又养血祛风止痒，对慢性反复发作性湿疹有疗效。

6. 荨麻疹

荨麻疹是由多种病因引起的皮肤、黏膜小血管扩张及渗透性增强而出现的一种局限性水肿反应。以大小不等的风团样损害，常骤然发生，发无定处，迅速消退，消退后一般不留痕迹，瘙痒剧烈为主要临床表现。本病属于中医"隐疹"的范畴。多因禀赋不耐，风邪侵袭，恣食鱼虾海味，辛辣酒湿之品，又或气血不足而致病。采用中药外洗，可收到良好的止痒退疹作用。

方1
荆防洗剂

材料：

荆芥20克，防风20克，苦参30克，白鲜皮30克，薄荷10克，竹叶10克。

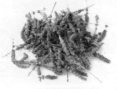
荆芥

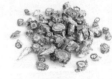
防风

制法：

　　将荆芥、防风、苦参、白鲜皮、薄荷、竹叶加水3 000毫升，煮沸20分钟，去渣取液，待药液适温后，浸洗患处20分钟。每日1～2次。

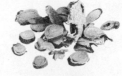
苦参

效用：

　　疏风清热，消疹止痒。

　　用于急性荨麻疹见风团颜色鲜红灼热，遇热加重，痒甚者。

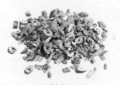
白鲜皮

提示：

　　荆芥解表散风，透疹消疮；防风祛风解表，胜湿止痒。对风疹瘙痒有良效；苦参清热燥湿，解毒收敛；白鲜皮清热燥湿，祛风止痒，解毒；薄荷疏风散热，祛风止痒，对皮肤风疹瘙痒有较好的缓解作用；淡竹叶清热除烦，抗炎、抗过敏。各药合用，既疏风清热，又消疹止痒，对急性荨麻疹有良好的消散作用。

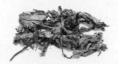
薄荷

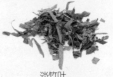
淡竹叶

方2
双藤芪艾洗剂

材料：

　　夜交藤30克，银花藤30克，黄芪20克，艾叶20克。

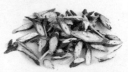
夜交藤

制法：

　　将夜交藤、银花藤、黄芪、艾叶加水2 500毫升，煮沸15分钟，去渣取液，待药液适温后，浸洗患处20分钟。每日1～2次。

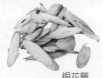
银花藤

效用：

疏风通络，养血止痒。

用于慢性荨麻疹见风团反复发作，久治不愈，多于夜间发作或劳累时加重者。

黄芪

提示：

中医认为，气虚血弱、血虚风燥是荨麻疹反复发作的主要原因。夜交藤养心安神，通络祛风，对血虚引起有风疮疥癣有良好的舒缓作用；银花藤清热解毒，疏风通络以治标；黄芪

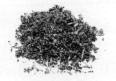

艾叶

益气固表，利水消肿以治本；艾叶温经散寒，活血益肤。各药合用，既清热祛风通络以治标，又益气养血润肤以治本。通过药液温洗，可加速皮肤的血液循环，减少荨麻疹反复发作的次数。

7. 寻常性鱼鳞病

寻常性鱼鳞病是一种遗传性角化障碍性疾病。由躯干、四肢鱼鳞状鳞屑而得名。出生时无症状，常在婴幼儿期间发病。以背及四肢伸侧出现淡褐至深褐色菱形或多角形鳞屑，紧贴在皮肤上面，其边缘呈游离状为主要临床表现。本病中医称作"蛇身"，多因先天禀赋不足，后天脾胃失调，导致气血不足，肌肤失养而致病。

归芪益肤洗剂

材料：

当归20克，黄芪20克，桃仁20克，何首乌50克，白蒺藜20克，鸡血藤50克，蜂蜜20毫升。

当归

黄芪

制法：

将当归、黄芪、桃仁、何首乌、白蒺藜、鸡血藤加水3 000毫升，煮沸20分钟，去渣取液，加入蜂蜜，待药液适温后，浸洗患处20分钟。每日1~2次。

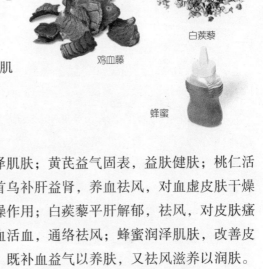

桃仁

何首乌

白蒺藜

鸡血藤

蜂蜜

效用：

益气养血，润泽肌肤。

用于寻常性鱼鳞病。

提示：

当归养血祛风，润泽肌肤；黄芪益气固表，益肤健肤；桃仁活血行淤，润肤泽肤；何首乌补肝益肾，养血祛风，对血虚皮肤干燥瘙痒者有较好的养血润燥作用；白蒺藜平肝解郁，祛风，对皮肤瘙痒症有良效；鸡血藤补血活血，通络祛风；蜂蜜润泽肌肤，改善皮肤干燥病状。各者合用，既补血益气以养肤，又祛风滋养以润肤。寻常性鱼鳞病患者在药浴时要注意水温不宜过高，以免过度损耗皮肤的油脂。

8. 接触性皮炎

接触性皮炎是指皮肤黏膜接触某些物质刺激后，如化纤衣物、化妆品、漆树、药物、毛虫等而发生的炎性反应。以接触部位发生境界清楚的水肿性红斑、丘疹、大小不等的水疱为主要临床表现。轻者局部呈现淡红至鲜红斑片，轻度水肿，斑上有密集的针尖大红丘疹；重者局部呈现肿胀明显的红斑，斑上有密布的丘疹、水疱，甚至大疱，更严重者则可有表皮松解，甚至坏死。中医学对接触性皮炎没有一个相应的命名，而是按照接触物或致敏源来定名，如"漆疮"、"膏药风"、"马桶癣"等。中医认为本病的发生主要由于禀性不耐，皮毛腠理不密，外受辛热毒邪（接触某些物质），毒热蕴于肌肤而致病。采用中药外洗，可有效缓解症状。

野马公英液

材料：

野菊花50克，马齿苋50，蒲公英50克。

制法：

将野菊花、马齿苋、蒲公英加水2 500毫升，煮沸15分钟，去渣取液，待药液适温后，浸洗患处20分钟。每日1～2次。

效用：

清热解毒止痒。

用于接触性皮炎见皮损红斑肿胀，丘疹，瘙痒，灼热感者。

提示：

野菊花清热解毒，消肿。对疔疮、痈疽、丹毒、湿疹、皮炎有良效。现代药理研究表明，

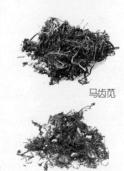
野菊花

马齿苋

蒲公英

野菊花对金黄色葡萄球菌、链球菌、绿脓杆菌等均有抑制作用。马齿苋清热凉血解毒；蒲公英抗菌消炎，解毒消痈。三药合用，具有显著的清热解毒，消炎止痒的效果，是接触性皮炎的有效洗剂。

9. 日光性皮炎

日光性皮炎是由于皮肤暴露部位因日光过度照射后，在被晒

部位发生皮肤急性光毒反应。本病以炎夏多见。临床表现为被晒部位出现边界清晰的弥漫性红斑，可伴有水肿，严重时出现水疱或大疱，形似烫伤，患处有明显的烧灼感或刺痛，可并发发热、头痛、恶心等全身症状。本病属于中医"日晒疮"的范畴。多因腠理不密，外受暑毒而发病。采用清热凉血，解毒祛暑的药液进行冷敷，可收到满意的效果。

青马地榆洗剂

材料：

青蒿30克，马齿苋100克，地榆100克。

制法：

将青蒿、马齿苋、地榆加水2 500毫升，煮沸15分钟，去渣取液，待药液凉后或放入冰箱冷冻后，用毛巾湿敷或外洗患处20分钟。每日1～2次。

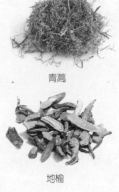

马齿苋

青蒿

地榆

效用：

清热凉血，解毒祛暑。

用于各种日光性皮炎。

提示：

青蒿清热消暑；马齿苋清热凉血解毒；地榆凉血止血，清热解毒，消肿敛疮。三者合用，既清热消炎，又凉血解毒。外用对各种日光性皮炎有良好的缓解作用。由于晒伤后皮肤多烧灼感或刺痛，故药液应待放凉或放入冰箱冷冻后再用，清凉舒适，可减轻皮肤烧灼感或刺痛感。

健康来系列

10. 斑秃

　　斑秃是一种以毛发突然发生局限性斑状脱落的皮肤病。临床以头发突然局限性斑状脱落，其病变处头皮正常，无炎症及自觉症状为主要表现。本病可自行缓解和复发，属于中医"鬼剃头"，"油风"的范畴。多因情志失调，血热生风，淤阻毛窍而致病。根据病因，采用有针对性作用的药液洗头，可有效缓解症状。

方1
荷香凉血祛风止秃液

材料：

　　薄荷10克，藿香20克，菊花30克，侧柏叶30克。

制法：

　　将薄荷、藿香、菊花、侧柏叶加水2 500毫升，煮沸10分钟，去渣取液，待药液适温后，洗头15分钟。每日1次。

菊花

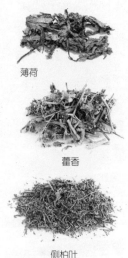

薄荷

藿香

侧柏叶

效用：

　　疏风清热凉血。

　　用于头发突然片状脱落，或伴有头皮痒痛，心烦目涩，口干口苦者。

提示：

　　薄荷疏风清热；藿香解表散邪，利湿除风，清热止渴；菊花散风清热，平肝明目；侧柏叶清热凉血解毒。各药合用，既疏风清热，又凉血解毒，是斑秃初起属风热者的有效洗剂。

方2
田红养血止秃液

材料：

田七20克，红花10克，何首乌100克，旱莲草30克。

制法：

将田七、红花、何首乌、旱莲草加水3 000毫升，煮沸20分钟，去渣取液，待药液适温后，洗头15分钟。每日1次。

效用：

活血养血，滋阴生发。

用于头发多片脱落，日久不愈，或反复发作，伴有头晕耳鸣，腰膝酸软，舌质紫暗者。

提示：

田七活血行淤，促进血液循环，帮助脱发新生；红花活血行淤通络；何首乌补血养血，生发益发；旱莲草凉血止血，补肾益阴，是乌须黑发，帮助生长毛发的要药。各药合用，既活血养血，又滋阴生发，是血虚血淤引致斑秃的有效洗剂。

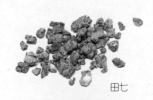

田七

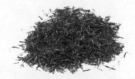

红花

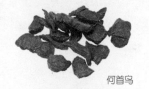

何首乌

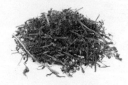

旱莲草

11. 皮肤瘙痒症

皮肤瘙痒症是指无原发皮疹，但有瘙痒的一种皮肤病。皮肤瘙痒症分为泛发性和局限性，泛发性皮肤瘙痒症最初皮肤瘙痒仅局限于一处，进而逐渐扩展至身体大部分或全身，瘙痒为阵发性，尤以夜间为重，由于不断搔抓，出现抓痕、血痂、色素沉着及苔藓样变化等继发损害。局限性皮肤瘙痒症发生于身体的某一部位，常见的有肛门瘙痒症、阴囊瘙痒症、女阴瘙痒症、头部瘙痒症等。本病属于中医"风瘙痒"，"痒风"的范畴。多因热毒，酒湿，虫蚀所致。采用具有清热凉血、解毒燥湿的中药进行外洗，可收到满意的止痒作用。

方1
飞苦止痒洗剂

材料：

大飞扬50克，苦参30克，白鲜皮30克，大风子30克，生地黄50克。

制法：

将大飞扬、苦参、白鲜皮、大风子、生地黄加水3 500毫升，煮沸20分钟，去渣取液，待药液适温后，浸洗患处。每日1次。

效用：

清热养血，祛风止痒。

用于风热毒邪所致的顽固性皮肤瘙痒症。

提示：

大飞扬去湿解毒，杀虫止痒，对皮肤因湿毒引起的瘙痒症有良效，在广州地区应用广泛；苦参清热燥湿，解毒收敛；白鲜皮清热燥湿，祛风止痒，解毒；

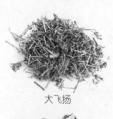
大飞扬

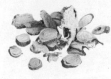
苦参

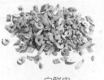
白鲜皮

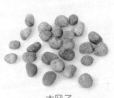
大风子

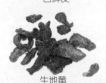
生地黄

大风子祛风攻毒杀虫，外治各种皮肤疥癣、瘙痒症；生地黄清热生津，凉血止血对热毒斑疹、皮肤瘙痒者有良效。各药合用，既清热凉血，又祛风止痒，是风热毒邪所致的顽固性皮肤瘙痒症的有效洗剂。

方2
黄花归艾止痒洗剂

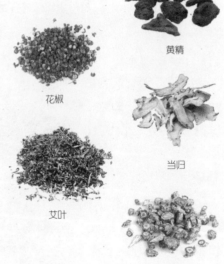

黄精

花椒

当归

艾叶

防风

材料：

黄精30克，花椒15克，当归10克，艾叶15克，防风30克。

制法：

将黄精、花椒、当归、艾叶、防风加水3 500毫升，煮沸20分钟，去渣取液，待药液适温后，浸洗患处。每日1次。

效用：

养血，祛风，止痒。

用于血虚风燥引起的老年性皮肤瘙痒症。

提示：

黄精补气养阴，健脾、润肺、益肾，并能益养肌肤；花椒杀虫止痒，外治湿疹及皮肤瘙痒；当归养血祛风，润泽肌肤；艾叶温经散寒，活血益肤；防风祛风解表，胜湿止痒。各药合用煎水外洗，对血虚风燥引起的老年性皮肤瘙痒症有较好的养血止痒效果。

12. 银屑病

银屑病俗称牛皮癣，是一种常见的，易于复发的慢性皮肤病。临床以皮损为红斑，丘疹，其表面覆盖着多层发亮的银白色鳞屑，境界清楚，多发生于四肢伸侧和头皮部位，自觉痒感为主要表现。本病属于中医"白疕"的范畴，多因风、湿、热、寒、血热、血燥、血瘀及肝肾不足而致病。采用具有清热凉血，祛风止痒作用的中药进行外洗，可收到良好的止痒和改善症状的效果。

方1
土木野菊去屑液

材料：

土茯苓50克，侧柏叶30克，野菊花50克，白鲜皮30克，白矾20克。

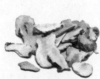

土茯苓

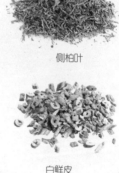

侧柏叶

制法：

将茯苓、侧柏叶、野菊花、白鲜皮加水3 000毫升，煮沸20分钟，去渣取液，加入白矾，搅拌至溶

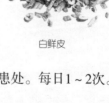

白鲜皮

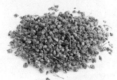

野菊花

化，待药液适温后，浸洗患处。每日1～2次。

效用：

白矾

清热燥湿，疏风止痒。

用于银屑病急性期见皮损鲜红，不断出现，红斑增多，刮去鳞屑可见发亮薄膜，或点状出血，痒甚，伴心烦口渴，便干尿黄者。

提示：

土茯苓清热利湿解毒，专治各种皮肤湿毒之症；侧柏叶清热凉血解毒；野菊花清热解毒，消肿，对疔疮、痈疽、丹毒、湿疹、皮炎有良效；白鲜皮清热燥湿，祛风止痒，解毒；白矾解毒杀虫，爆湿止痒。各药合用煎水浸泡患处，通过药物的直接作用，可有效缓解皮损瘙痒等症。

方2 透骨双叶银屑液

材料：

透骨草50克，艾叶30克，侧柏叶30克，苦参30克，食盐20克。

制法：

透骨草、艾叶、侧柏叶、苦参加水3 000毫升，煮沸20分钟，去渣取液，加入食盐，搅拌至溶化，待药液适温后，浸洗患处。每日1～2次。

效用：

凉血养血，收敛止痒。

用于银屑病慢性期之皮损色淡，或皮损干燥多屑，偶有新发皮损，部分消退者。

提示：

透骨草祛风除湿，舒筋活络，解毒化疹，专治湿疹、疮疡肿毒等症；艾叶温经散寒，活血益肤；侧柏叶清热凉血解毒；苦参

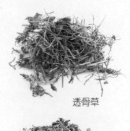

透骨草

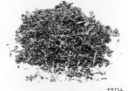

艾叶

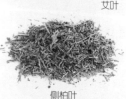

侧柏叶

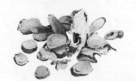

苦参

清热燥湿，解毒收敛；食盐消炎解毒。合用煎水外洗，既可凉血养血，又能收敛止痒，是慢性期银屑病的有效洗剂。

13. 手足汗证

手足汗证是指手足皮肤出汗过多而言。尤以掌心多汗为常见，多呈对称发生，轻者触之有汗湿感，甚者汗珠呈点滴状不停滴流，手足湿冷，掌心皮肤青紫，足心多汗可使表皮浸渍变白，尤以趾间明显，严重时起疱，糜烂，或过度角化。中医认为本病的发生多因湿热熏蒸或肌肤腠理不固所致。针对成因，采用不同的药物进行浸泡，可有效缓解多汗症状。

方1
利湿敛汗洗剂

材料：

葛根150克，地骨皮50克，王不留行30克，白矾20克。

制法：

葛根、地骨皮、王不留行加水2 500毫升，煮沸20分钟，去渣取液，加入白矾，搅拌至溶化，待药液适温后，浸洗患处。每日1～2次。

葛根

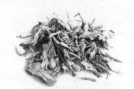
地骨皮

效用：

利湿敛汗止汗。

用于湿热型手足汗增多伴口干口苦，便结尿

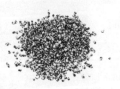
王不留行

白矾

黄者。

提示：

葛根解表退热，生津，透疹，升阳止泻；地骨皮清虚热，除骨蒸，收敛止汗；王不留行活血通经，利尿通淋；白矾解毒杀虫，爆湿止痒。各药合用，既清热利湿，又收敛止汗，用药液直接浸泡手足，对湿热引起的多汗症有辅助治疗作用。

方2 参术芪防敛汗液

材料：

苦参30克，苍术30克，黄芪20克，防风20克。

制法：

将苦参、苍术、黄芪、防风加水2 500毫升，煮沸20分钟，去渣取液，待药液适温后，浸洗患处。每日1～2次。

效用：

益气敛汗。

用于气虚型手足多汗症伴面白无华，气短乏力者。

提示：

苦参清热燥湿，解毒收敛；苍术收敛止汗；黄芪补气敛汗；防风固表止汗。各药合用，既清热利湿，又益气敛汗，是气虚不固型手足多汗症的有效洗剂。

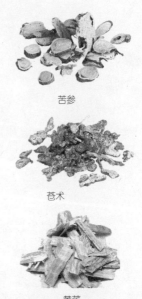

苦参

苍术

黄芪

防风

14. 尖锐湿疣

尖锐湿疣是由人类乳头瘤病毒感染引起的生殖器、会阴、肛门等处的疣状赘生物。主要通过性接触传播。临床以阴肛处淡红色小丘疹，逐渐增大，或淤肿突起，呈乳头状或菜花状，潮湿浸软，或有恶臭为主要表现。本病属于中医"臊瘊"的范畴。多因湿热之邪与淫秽之毒结聚于阴部而发病。采用中药进行浸泡，可收到较好的清热解毒，燥湿消疣效果。

白马孩儿消疣洗剂

材料：

白花蛇舌草50克，马齿苋50，儿茶30克，土茯苓100克，薏苡仁50克。

制法：

将白花蛇舌草、马齿苋、儿茶、土茯苓、薏苡仁加水3000毫升，煮沸20分钟，去渣取液，待药液适温后，浸洗患处。每日1~2次。

效用：

清热解毒，燥湿消疣。

用于热毒型尖锐湿疣见阴肛处淡红色小丘疹，逐渐增大，呈乳头状或菜花状，瘙痒感，压迫感，潮湿浸软，分泌物有恶臭味。

提示：

白花蛇舌草清热解毒，消痈散结，善治疗各种类型炎症，并有提高免疫力作用；马齿苋清热凉血解毒；儿茶收湿、生肌、敛疮，对溃

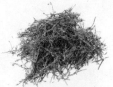

白花蛇舌草

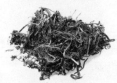

马齿苋

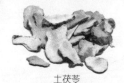

儿茶

土茯苓

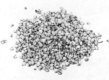

薏苡仁

疮不敛者有较好的利湿收敛作用；土茯苓清热利湿解毒，专治各种皮肤湿毒之症；薏苡仁利湿排脓，收敛生肌。各药合用煎水浸泡阴处，既可清热利湿解毒，又可生肌敛疮消疣，是热毒型尖锐湿疣的有效洗剂。

15. 淋病

淋病是由淋病双球菌引起泌尿生殖系统化脓性感染的性传播疾病。男女均可发生。临床以尿频、尿急、尿痛、尿道口流脓或宫颈口、阴道口有脓性分泌物为主要表现。本病属于中医"白浊"的范畴。多因素体阴虚热盛，复感淫邪秽毒而发病。采用中药浸泡，有解毒排脓之效，可有效减轻尿频、尿急、尿痛等症状。

四草清淋洗剂

材料：

败酱草100克，鱼腥草30克，马鞭草30克，地锦草30克，大黄20克，白矾20克。

制法：

将败酱草、鱼腥草、马鞭草、地锦草、大黄加水3000毫升，煮沸20分钟，去渣取液，加入白矾，搅拌至溶化，待药液适

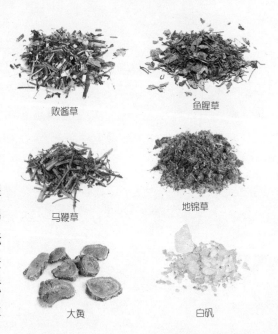

败酱草

鱼腥草

马鞭草

地锦草

大黄

白矾

温后，浸洗患处。每日1～2次。

效用：

解毒排脓，利湿清淋。

用于淋病见尿频、尿急、尿痛、尿道口流脓或宫颈口、阴道口有脓性分泌物，伴发热，淋巴结肿大，口苦者。

提示：

败酱草清热解毒，祛瘀排脓；鱼腥草清热解毒，排脓消痈，利尿通淋；马鞭草活血散瘀，清热解毒，利水消肿；地锦草清热解毒，活血利湿；大黄泻火解毒，清利湿热；白矾解毒杀虫，燥湿止痒。各药合用煎水外洗或浸泡患处，既可解毒排脓，又可利湿清淋，是热毒炽盛型淋病的有效洗剂。

（八）五官科

1. 急性结膜炎

急性结膜炎又称"红眼病"，是一种急性传染性眼病。多发生于春、夏两季。主要以眼睛异物感，羞明流泪，结膜充血、水肿，眼里大量分泌物等为临床表现。中医认为本病的发生，多因感受风热疫毒，或因肝经、肺经郁热复受风热外邪，上攻于目而发病。采用具有疏风清热作用的药液熏洗眼部，可收到满意的效果。

方1

桑菊薄荷熏洗液

材料：

桑叶15克，野菊花20克，薄荷叶10克。

制法：

将桑叶、野菊花、薄荷叶加水1000毫升，煮沸10分钟，掀起煲盖，趁热熏蒸双眼10分钟。去渣取汁，待药液适温后，冲洗患眼，每日3次。3日为1疗程。

效用：

疏风清热。

用于急性结膜炎见眼睑肿胀充血，眼睛异物感，结膜充血，大量黏液性或脓性分泌物者。

提示：

桑叶疏散风热，清肝明目；野菊花疏风清热，消肿散毒，对风热引起的目赤肿痛有较好的清解作用；薄荷疏风散热，可有效舒缓目赤、头痛等风热上犯之症。三药合用，既疏风清热，又消肿明目，是急性结膜炎的有效熏洗液。在熏蒸时要注意药液热气的温度和耐受度，避免灼伤患部。由于本洗液直接接触眼部，药液的过滤要用灭菌纱布或经煮沸的小毛巾，以防感染。

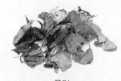

桑叶

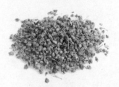

野菊花

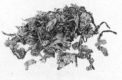

薄荷叶

方2
银夏洗眼液

材料：

银花15克，夏枯草15克。

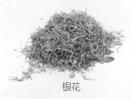

银花

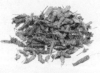

夏枯草

制法：

将银花、夏枯草加水1000毫升，煮沸10分钟，掀起煲盖，趁热熏蒸双眼10分钟。去渣取汁，待药液适温后，冲洗患眼，每日3次。

3日为1疗程。

效用：

疏风清热，解毒消炎。

用于急性结膜炎眼睑充血水肿，结膜充血，伴有黏液性或脓性分泌物者。

提示：

银花疏风清热，解毒消炎；夏枯草清火明目，散结消肿。本方药味简单，药效专注，是急性结膜炎的有效洗剂。

2. 麦粒肿

麦粒肿亦称睑腺炎，是由细菌引起的睑腺炎症性、化脓性眼病。临床以睑缘局部红、肿、热、痛，早期局部有硬结，晚期可形成脓点或破溃为主要表现。中医认为本病的发生多因脾胃积热与风热毒邪结聚于眼睑而成。采用具有祛风清热解毒作用的中药进行熏洗，可收到满意的效果。

方1
金英消肿洗剂

材料：

金银花15克，夏枯草15克，蒲公英15克，皂角刺20克。

制法：

金银花、夏枯草、蒲公英、皂角刺加水1 000毫升，

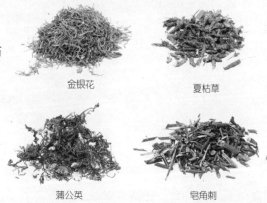

金银花

夏枯草

蒲公英

皂角刺

煮沸10分钟，掀起煲盖，趁热熏蒸双眼15分钟。待药液适温后，去渣，用纱布沾药液湿敷患处15分钟，每日2次。

效用：

清热解毒，软坚散结。

用于麦粒肿早期见睑缘红、肿、热、痛，硬结初起，未成脓者。

提示：

金银花清热解毒，对痈肿疔疮有较好的清解作用；夏枯草清肝热，解疮毒；蒲公英清热消痈，解毒散结；皂角刺消肿托毒。各药合用，既清热解毒，又消肿散结，是麦粒肿初起脓未成者的有效熏剂。在熏蒸时要注意药液热气的温度和耐受度，避免灼伤患部。

方2
菊栀洗剂

材料：

野菊花20克，山栀子10克，食盐10克。

制法：

将野菊花、山栀子加水1 000毫升，煮沸10分钟，掀起煲盖，趁热熏蒸双眼15分钟。加入食盐，搅拌至盐融，去渣取液，待药液适温后，用纱布沾药液湿敷患处15分钟，每日2次。

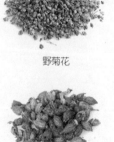

野菊花

山栀子

效用：

清凉解毒，消炎散结。

用于热毒炽盛引起的麦粒肿初期见眼睑局部红肿硬结明显，疼痛拒按，伴目赤肿痛，头痛，口苦者。

提示：

野菊花疏风清热，消肿散毒，对风热引起的目赤肿痛有较好的清解作用；山栀子清热解毒，凉血泻火；食盐能消炎散结，与野菊花、山栀子同用可增强清凉解毒，消炎散结之力。

3. 急性咽炎

急性咽炎是咽黏膜、黏膜下组织和淋巴组织的急性炎症。临床以咽部红肿疼痛为主要表现。本病属于中医"风热喉痹"的范畴。多由风热邪毒侵袭咽喉而发病。采用具有疏风清热解毒作用的中药进行熏蒸及含漱，可收到满意的效果。

方1
连蓝急咽清解液

材料：

连翘20克，板蓝根30克，土牛七20克，射干15克，山豆根20克。

制法：

连翘、板蓝根、土牛七、射干、山豆根加水1 000毫升，煮沸20分钟后，去渣取汁，置于杯口，趁热用口吸入药液之蒸气，待药液适温后，分多次含漱。3日为1疗程。

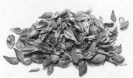
连翘

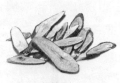
板蓝根

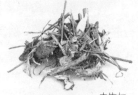
土牛七

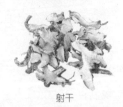
射干

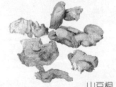
山豆根

效用：

　　清热利咽。

　　用于急性咽炎引起的咽喉红肿疼痛者。

提示：

　　连翘清热解毒，消肿散结；板蓝根清热解毒，凉血利咽；土牛七清热利咽；射干利咽消痰，散结消肿；山豆根清火解毒，消肿止痛。各药合用，既清热解毒以泻火，又消肿止痛以利咽，是急性咽炎的有效方剂。通过药气熏蒸及含漱，使药物直接作用于患部，起效快。在熏蒸时要注意药液热气的温度和耐受度，避免灼伤。

方2
金桔含漱液

材料：

　　金莲花10克，桔梗10克，甘草6克。

制法：

　　金莲花、桔梗、甘草置于杯中或壶中，注入沸水，浸泡15分钟后，频频含漱。

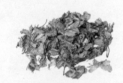

金莲花

效用：

　　清凉利咽。

　　用于急性咽炎引起的咽喉红肿疼痛者。

提示：

　　金莲花清热解毒，利咽；桔梗宣肺利咽；甘草解毒利咽。三药合用，既清热毒，又利咽喉。本方取材简单，制作方便，不用煎煮，冲泡即成，适合办公室人士使用。

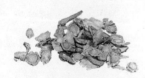

桔梗

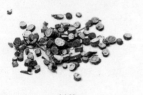

甘草

4. 慢性咽炎

慢性咽炎是指咽黏膜局部或弥漫性炎症。临床以咽部异物感、梗阻感但不影响进食，痒感或灼热感为主要表现。本病属于中医"虚火喉痹"的范畴。多因肺肾阴虚、虚火上炎所致。采用具有滋阴降火作用的药物进行熏蒸及含嗽，可收到满意的效果。

方1
参果慢咽含漱液

材料：

人参叶10克，藏青果10克，玄参20克。

制法：

将人参叶、藏青果、玄参加水1000毫升，煮沸15分钟，去渣取汁，置于杯口，趁热用口吸入药液之蒸汽，待药液适温后，分多次含漱。7日为1疗程。

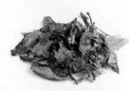

人参叶

效用：

养阴利咽。

用于慢性咽喉炎引起的咽部干润异物感，灼热感，常作清嗓音者。

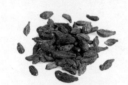

藏青果

提示：

人参叶清热生津，利咽止渴；藏青果清热利咽，对肺热声嘶，咽干失音者有效，尤

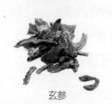

玄参

其适用于慢性咽喉炎；玄参清热凉血，养阴生津，对于阴虚火旺之咽痛有良效。三药合用，共成滋阴降火，利咽生津之效。药物的蒸气吸入和含漱，可使药物直接作用于患部，作用快、效果好。在熏蒸时要注意药液热气的温度和耐受度，避免灼伤。

方2
竹蜂清火利咽液

材料：

咸竹蜂5克，胖大海10克，麦冬20克，甘草6克。

制法：

将咸竹蜂、胖大海、麦冬、甘草加水1000毫升，煮沸15分钟，去渣取汁，置于杯口，趁热用口吸入药液之蒸汽，待药液适温后，分多次含漱。7日为1疗程。

效用：

滋阴降火利咽。

用于阴虚火旺引起的咽喉干痛。

提示：

咸竹蜂清热泻火，解毒利咽，对咽喉疼痛有良效；胖大海清热润肺，利咽解毒，专治肺热声嘶、干咳无痰、咽喉干痛诸症；麦冬养阴生津，润肺清心；甘草利咽解毒。本方既滋阴降火，又清肺利咽，是阴虚火旺慢性咽炎的有效含漱方剂。

咸竹蜂

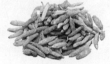

胖大海

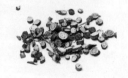

麦冬

甘草

5. 化脓性扁桃体炎

化脓性扁桃体炎是常见的咽喉急性疾病，临床以咽痛，吞咽时加重，扁桃体红肿，表面有黄白色脓点或脓点融合成的伪膜为主要表现，多伴有发热。本病属于中医"风热乳蛾"的范畴。采用具有清热解毒利咽作用的中药进行含漱，有较理想的效果。

方1
金牛消炎液

材料：

金银花20克，牛蒡子15克，桔梗15克，天花粉20克。

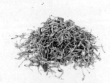

金银花

制法：

金银花、牛蒡子、桔梗、天花粉加水1000毫升，煮沸15分钟，去渣取液，待药液适温后，分多次含漱。3日为1疗程。

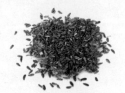

牛蒡子

效用：

清热消炎利咽。

用于化脓性扁桃体炎见发热、畏寒、咽痛、扁桃体红肿化脓者。

提示：

金银花清热解毒，利咽消肿；牛蒡子疏散风热，解毒利咽；桔梗宣肺利咽，祛痰排脓；天花粉清热生津，消肿排脓。各药合用，既清热解毒以消咽肿，又利咽排脓以助扁桃体脓点及假膜的排出。用药液含漱，能使药物与患部直接接触，作用强、起效快。

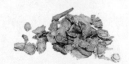

桔梗

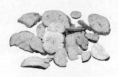

天花粉

方2
石芦清解液

材料：

生石膏30克，芦根20克，甘草10克。

制法：

生石膏、芦根、甘草加水1000毫升，煮沸20分钟，去渣取汁，待药液适温后，分多次含漱。3日为1疗程。

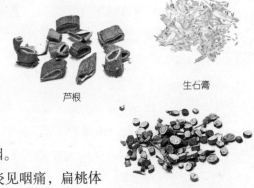

芦根

生石膏

甘草

效用：

清热降火，解毒利咽。

用于化脓性扁桃体炎见咽痛，扁桃体红肿，有脓点或伪膜者。

提示：

生石膏清肺胃之热以利咽喉；芦根清热生津，利咽喉；甘草利咽喉，缓急止痛。三药合用，既清热又利咽，采用药液频频含漱，对化脓性扁桃体炎有良好的消炎和清解作用。

6. 复发性口疮

复发性口疮又称为复发性口腔溃疡。临床以口腔黏膜反复出现单个或多个圆形或椭圆形浅表性溃疡，有疼痛感。常有自限性，一般在10天左右可自行愈合，易复发。本病属于中医"口疮"、"口疳"的范畴。多因湿热郁蒸、虚火上炎而发病。采用具有清热利湿、滋阴降火的药液进行含漱，可达到加速溃疡愈合的效果。

方1
茵黄含漱液

材料：

茵陈20克，黄连5克，薄荷10克。

制法：

茵陈、黄连、薄荷加水1000毫升，煮沸15分钟，去渣，待药液适温后，分多次含漱。

效用：

清热利湿。

用于湿热口疮引起的溃疡点周围黏膜鲜红，微肿，疼痛，进食、说话时加重。

提示：

茵陈清热利湿，泻火解毒；黄连清热燥湿，泻火解毒；薄荷疏风清热，清凉止痛。三药合用，既清热利湿帮助溃疡愈合，又清凉疏风缓解口疮之灼热疼痛感，是复发性口腔溃疡的有效含漱液。

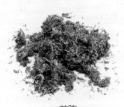

茵陈

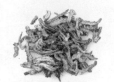

黄连

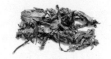

薄荷

方2

金麦口炎清解液

材料：

金银花20克，麦冬20克，淡竹叶10克，土茯苓50克。

制法：

金银花、麦冬、淡竹叶、土茯苓加水1000毫升，煮沸15分钟，去渣，待药液适温后，分多次含漱。

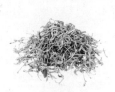

金银花

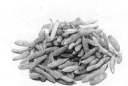

麦冬

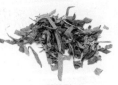

淡竹叶

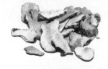

土茯苓

效用：

清解降火愈疡。

用于虚火型口疮见舌尖或舌边溃疡，伴心烦尿黄者。

提示：

金银花清热泻火解毒以治标；麦冬滋阴降火；淡竹叶利尿引热下行，两者以治本。土茯苓利湿解毒，有助溃疡面的愈合。

7. 牙髓病

牙髓病是指牙髓组织发生的疾病。临床以牙齿发生不同性质的疼痛为主要表现。本病属中医"牙痛"的范畴。多因风热积聚加上脾胃积热而发病，采用中药含漱可取得满意的疗效。

海蜂牙痛含漱液

材料：

海桐皮20克，蜂房10克，细辛3克。

制法：

海桐皮、蜂房、细辛加水1 000毫升，煮沸15分钟，去渣，待药液适温后，分多次含漱。3日为1疗程。

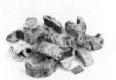

海桐皮

效用：

祛风散毒止痛。

用于风火、胃火引起的各种牙痛。

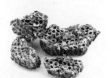

蜂房

提示：

海桐皮祛风利湿，通经利水；蜂房祛风，攻毒，杀虫，止痛，对牙痛有良好的镇痛作用。细辛祛风通窍止痛。三药合用既祛风火

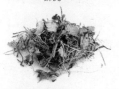

细辛

邪毒以泻火，又利湿通络而镇痛，是各类风火胃火牙痛的有效含漱液。含漱时要注意温度，以免烫伤。因蜂房、细辛均有小毒，要注意控制用量。

8. 唇炎

唇炎是指唇部固有的疾病。临床以唇部肿胀，瘙痒，干裂出血，糜烂，脱屑等为主要症状。可反复发作久治不愈，有的甚至可持续月或至数年。本病属于中医"唇风"的范畴。多因湿热蕴脾或风毒入血所致。采用具有清热泻脾，利湿解毒的药物进行熏洗，可收到满意的疗效。

黄白参苓洗液

材料：

黄柏10克，白鲜皮10克，苦参15克，土茯苓20克。

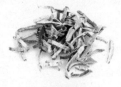
黄柏

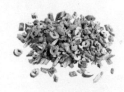
白鲜皮

制法：

黄柏、白鲜皮、苦参、土茯苓加水1 000毫升，煮沸15分钟，去渣取液，待药

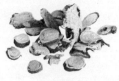
苦参

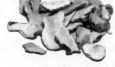
土茯苓

液适温后，置于小杯，分多次浸泡口唇15分钟。每日3次，7日为1疗程。

效用：

清热除湿，消风止痒。

用于慢性唇炎见口唇肿胀、糜烂、灼痛、脱屑，或伴浅表性皲裂者。

提示：

　　黄柏清热燥湿，解毒收敛；白鲜皮清热燥湿，祛风止痒，对各类湿疹皮炎有良效；苦参清热燥湿，杀虫，能有效杀灭病原微生物及对抗渗出性炎症的作用；土茯苓除毒，收敛。各药合用，既清热燥湿以收敛渗液，又祛风止痒缓解灼痛、瘙痒、脱屑等症。用药液浸泡口唇，作用直接、见效快。

9. 口角炎

　　口角炎是以两侧对称性口角区皮肤与黏膜湿白，渗出，糜烂，结痂，皲裂为主要表现的病症。本病属于中医"口丫疮"的范畴。多由脾胃不足，复因风、湿、热邪侵袭，搏于口角而发病。采用疏风、利湿、清热的中药进行浸泡，有良好的治疗效果。

茵黄浸液

材料：

　　茵陈20克，苦参20克，黄柏15克，薏苡仁30克。

制法：

　　茵陈、苦参、黄柏、薏苡仁加水1000毫升，煮沸15分钟，去渣，待药液适温后，置于小杯中，将双唇浸于药液中，每次10分钟，每日2～3次。

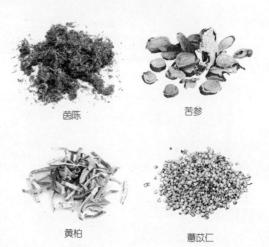

茵陈

苦参

黄柏

薏苡仁

效用：

疏风利湿清热。

用于脾胃湿热引起的口角炎见两侧口角渗出、皲裂、出血，伴见口甜黏腻、大便溏泄、里急后重者。

提示：

茵陈清热利湿；苦参清热燥湿，杀虫，能有效杀灭病原微生物及对抗渗出性炎症的作用；黄柏清热燥湿，解毒收敛；薏苡仁健脾渗湿，清热排脓。各药合用，既清热又利湿，通过药液浸泡唇周，可加快口角炎的痊愈。

10. 口臭

口臭俗称"有口气"，是从口中散发出的自觉或他觉的秽臭味。中医认为口臭除了口腔不洁外，多属胃热炽盛，亦可见于消化不良、脏腑病变如糖尿病、尿毒症等等。采用具有芳香辟秽作用的中药煎汁含漱，可有助减轻口气。

方1
荷香漱口液

材料：

薄荷10克，藿香15克。

制法：

薄荷、藿香加水500毫升，煮沸5分钟，去渣取液，待药液适温后，分多次含漱。

效用：

清香除臭。

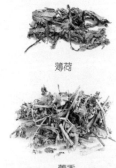

薄荷

藿香

提示：

薄荷疏风热，清香除臭；藿香芳香化浊，促进消化，辟除口腔异味。两者同用，既清浊利湿，又芳香辟秽。取药液频频漱口，可有效消除口腔异味。由于薄荷、藿香的有效成分均含挥发油，不宜久煎，以免失效。

方2
苦丁茉莉含漱液

材料：

苦丁茶6克，茉莉花6克。

制法：

苦丁茶、茉莉花置于杯中或壶中，注入沸水，浸泡10分钟，频频含漱。

苦丁茶

效用：

清热除臭。

用于兼见牙龈肿痛，齿衄，口苦口渴，心烦郁闷不乐者。

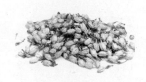

茉莉花

提示：

苦丁茶疏风清热，除烦止渴，可有效清除因热证而引致的口腔异味；茉莉花清香怡人，理气开郁，辟秽和中。两者同用，既清热除烦，又芳香除臭，且制作方便，是办公室一族保持口气清新的良方。

11. 酒渣鼻

酒渣鼻是发生于面部中央的慢性皮肤炎症。临床以早期颜面部发生弥漫性暗红色斑片，伴发丘疹，脓疱和毛细血管扩张，晚期出现鼻赘为主要表现。本病属于中医"赤鼻"的范畴。多因肺热、胃火、血热、血淤等引致。采用具有清热泻火，凉血消肿，活血通络作用的中药进行湿敷和浸泡，可收到满意的疗效。

方1
金马绿茶洗剂

材料：

金银花20克，马齿苋20克，绿茶10克。

制法：

金银花、马齿苋、绿茶加水1 000毫升，煮沸10分钟，去渣取液，待药液适温后，用毛巾沾药液湿敷鼻子15分钟，亦可用一次性纸杯盛满药液浸泡鼻子，每日2～3次。7日为1疗程。

效用：

清热凉血解毒。

用于血热郁肺型酒渣鼻见鼻尖、鼻翼出现树枝样毛细血管扩张，持久发红，毛孔粗大，瘙痒或灼热感。

提示：

金银花清热解毒，消肿散结；马齿苋清热解毒，凉血止血，利水祛湿，消痈肿；绿茶清凉解毒。三者合用，既清热又凉血，适合酒渣鼻初期使用。

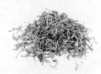
金银花

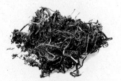
马齿苋

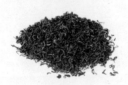
绿茶

方2
芍仁清解液

材料：

赤芍20克，薏苡仁20克，百部20克，七叶一枝花20克。

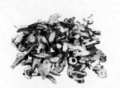
赤芍

制法：

赤芍、薏苡仁、百部、七叶一枝花加水2 000毫升，煮沸20分钟，去渣取液，待药液适温后，用毛巾沾药液湿敷鼻子15分钟，亦可用一次性纸杯盛满药液浸泡鼻子，每日2～3次。7日为1疗程。

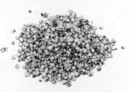
薏苡仁

效用：

活血行淤，杀虫消肿。

用于酒渣鼻丘疹脓疱期及鼻赘期见鼻尖部结缔组织和皮脂腺增生，毛囊口扩大或见囊肿、丘疹、脓疱，鼻部皮损处颜色呈黯红或紫褐，皮肤肥厚，结节状隆起，表面凹凸不平。

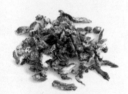
百部

提示：

赤芍活血行淤，通络消肿；薏苡仁清热利湿，托毒排脓；百部杀虫止痒；七叶一枝花清热解毒，消肿止痛，对疔肿痈肿有较好的清解

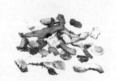
七叶一枝花

作用。各药合用，既活血行淤通经络，又清热解毒消痈肿，通过药液湿敷或浸泡患处，作用直接、见效快。

12. 外耳湿疹

外耳湿疹是耳部过敏性皮肤病,常发生在耳郭、耳后沟及外耳道等部位。临床以局部自觉瘙痒、疼痛、潮红、水疱、糜烂、渗液、结痂或皲裂为症状，多呈对称性，易反复发作。本病属于中医"旋耳疮"的范畴，多为风湿热毒或血虚燥热所致。采用清热解毒、滋阴润燥的中药进行外用，可有效缓解瘙痒、疼痛症状，加速患处的痊愈。

方1
紫柏洗剂

材料：

紫草20克，黄柏20克，生地黄30克，当归尾10克。

制法：

紫草、黄柏、生地黄、当归尾加水1 500毫升，煮沸20分钟，去渣取液，待药液适温后，用毛巾沾药液湿敷外耳患处15分钟，每日2～3次。5日为1疗程。

效用：

清热解毒，凉血收敛。

用于血虚燥热型外耳湿疹见湿疹反复发作，瘙痒，皲裂，缠绵难愈者。

提示：

紫草清热凉血解毒；黄柏清热燥湿，解毒收敛；生地黄滋阴润燥，凉血解毒；当归尾活血行淤，熄风止痒。四药合用，既清热凉血，又熄风止痒，适合外耳湿疹反复发作，缠绵难愈者使用。

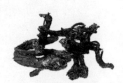

紫草

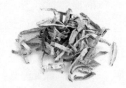

黄柏

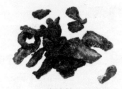

生地黄

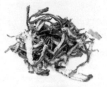

当归尾

方2

双黄英花洗剂

材料：

大黄10克，黄柏10克，蒲公英15克，野菊花15克。

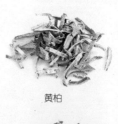

大黄

制法：

大黄、黄柏、蒲公英、野菊花加水2 000毫升，煮沸20分钟，去渣取液，待药液适温后，用毛巾沾药液湿敷外耳患处15分钟，每日2～3次。5日为1疗程。

黄柏

效用：

清热解毒，收敛止痒。

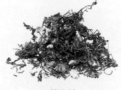

蒲公英

用于湿热蕴蓄型外耳湿疹见患处潮红、疼痛、渗液明显者。

野菊花

提示：

大黄凉血解毒；黄柏清热燥湿，解毒收敛；蒲公英抗菌消炎，解毒消肿；野菊花清热解毒，消肿。对各类湿疹、皮炎有良效。现代药理研究表明，野菊花对金黄色葡萄球菌、链球菌、绿脓杆菌等均有抑制作用。四药合用，既抗菌消炎，又解毒收敛，是热毒型外耳湿疹的有效洗剂。